Ratgeber Trichotillomanie

**Ratgeber zur Reihe Fortschritte der Psychotherapie
Band 33**

Ratgeber Trichotillomanie
von Prof. Dr. Antje Hunger, Dr. Heidi Lüttmann

Herausgeber der Reihe:

Prof. Dr. Kurt Hahlweg, Prof. Dr. Martin Hautzinger,
Prof. Dr. Jürgen Margraf, Prof. Dr. Winfried Rief

Begründer der Reihe:

Dietmar Schulte, Klaus Grawe, Kurt Hahlweg, Dieter Vaitl

Antje Hunger
Heidi Lüttmann

Ratgeber Trichotillomanie

Informationen zum krankhaften Haareausreißen
für Betroffene und Angehörige

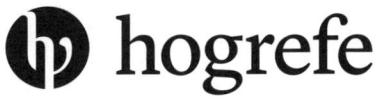

Prof. Dr. Antje Hunger, geb. 1972. Psychologische Psychotherapeutin (Schwerpunkt Verhaltenstherapie). Seit 2013 Professorin für Psychosoziale Beratung an der Hochschule Düsseldorf.

Dr. Heidi Lüttmann, geb. 1965. Psychologische Psychotherapeutin (Schwerpunkt Verhaltenstherapie). Seit 2010 Tätigkeit in der Abteilung für Psychiatrie und Psychotherapie der LWL Klinik Lengerich in Rheine und niedergelassen in eigener psychotherapeutischer Praxis.

Wichtiger Hinweis: Der Verlag hat gemeinsam mit den Autoren bzw. den Herausgebern große Mühe darauf verwandt, dass alle in diesem Buch enthaltenen Informationen (Programme, Verfahren, Mengen, Dosierungen, Applikationen, Internetlinks etc.) entsprechend dem Wissensstand bei Fertigstellung des Werkes abgedruckt oder in digitaler Form wiedergegeben wurden. Trotz sorgfältiger Manuskriptherstellung und Korrektur des Satzes und der digitalen Produkte können Fehler nicht ganz ausgeschlossen werden. Autoren bzw. Herausgeber und Verlag übernehmen infolgedessen keine Verantwortung und keine daraus folgende oder sonstige Haftung, die auf irgendeine Art aus der Benutzung der in dem Werk enthaltenen Informationen oder Teilen davon entsteht. Geschützte Warennamen (Warenzeichen) werden nicht besonders kenntlich gemacht. Aus dem Fehlen eines solchen Hinweises kann also nicht geschlossen werden, dass es sich um einen freien Warennamen handelt.

Bibliografische Information der Deutschen Nationalbibliothek

Die Deutsche Nationalbibliothek verzeichnet diese Publikation in der Deutschen Nationalbibliografie; detaillierte bibliografische Daten sind im Internet über http://dnb.dnb.de abrufbar.

Hogrefe Verlag GmbH & Co. KG
Merkelstraße 3
37085 Göttingen
Deutschland
Tel.: +49 551 999 50 0
Fax: +49 551 999 50 111
E-Mail: verlag@hogrefe.de
Internet: www.hogrefe.de

Umschlagabbildung: istockphoto.com, © Photo_Concepts
Satz: ARThür Grafik-Design & Kunst, Weimar
Druck: Media-Print Informationstechnologie GmbH, Paderborn
Printed in Germany
Auf säurefreiem Papier gedruckt

1. Auflage 2016
© 2016 Hogrefe Verlag GmbH & Co. KG, Göttingen
(E-Book-ISBN [PDF] 978-3-8409-2309-8; E-Book-ISBN [EPUB] 978-3-8444-2309-9)
ISBN 978-3-8017-2309-5
http://doi.org/10.1026/02309-000

Inhalt

Vorwort

Trichotillomanie ist nicht nur ein schweres Wort, sondern auch eine ernstzunehmende Erkrankung. Das krankhafte Haareausreißen verursacht täglich zigtausend Menschen in Deutschland schmerzliches Leid und ist dennoch kaum bekannt. Oft wird es als schlechte Angewohnheit willensschwacher Menschen unterschätzt. Und ebenso oft resignieren Menschen, weil es unmöglich erscheint, das Haareausreißen „einfach sein zu lassen". Warum ist das bloß so verdammt schwer?

Auch für uns war die Trichotillomanie lange Zeit ein Rätsel. Unsere Tätigkeit als Psychologin an der Universität und als Psychotherapeutin in der Praxis hat uns glücklicherweise die Möglichkeit und die Zeit gegeben, mit vielen betroffenen Menschen, ihren Angehörigen und Fachleuten zu sprechen und zu arbeiten. Wir haben dabei viel gelernt über das vielgestaltige Erscheinungsbild dieser Erkrankung, über mögliche Ursachen, aber auch über die Möglichkeiten zur erfolgreichen Bewältigung. Dies ist nun eine gute Gelegenheit den vielen Menschen zu danken, die uns auf diesem Weg begleitet und unterstützt haben, indem sie ihr Wissen und ihre Erfahrungen mit uns geteilt haben. Herzlichen Dank, Ihnen allen, Sie haben dieses Buch möglich gemacht!

Unser erworbenes Wissen möchten wir nun also weitergeben, um all jenen zu helfen, für die die Trichotillomanie weiterhin ein ungelöstes Rätsel ist. Wir möchten Ängste, Vorurteile und Missverständnisse beseitigen und diese Erkrankung mit dem unaussprechlichen Namen bekannt und verständlich machen. Wir möchten Ihnen, liebe Leser, helfen die Trichotillomanie zu zähmen. Zähmen bedeutet zunächst einmal „sich vertraut machen". Deshalb startet dieser Ratgeber mit möglichst anschaulichen und gut verständlichen Hintergrundinformationen zum Erscheinungsbild der Trichotillomanie. Hier erfahren Sie woran man die Erkrankung erkennen kann, wie viele Menschen erkranken, welche Personengruppen besonders anfällig sein können und wie die Erkrankung in vielen Fällen verläuft. Zähmen bedeutet auch „verstehen". Deshalb werden wir in einem zweiten Kapitel dieses Ratgebers erklären, warum Menschen an einer Trichotillomanie erkranken. Wir werden feststellen, dass ein sehr menschliches Bedürfnis zum Haareausreißen führt, und dass unglückliche, psycho-„logische" Umstände dazu beitragen, dass das Haareausreißen bei manchen Menschen zur Krankheit wird.

Den größten Teil unseres Ratgebers widmen wir „der Widerspenstigen Zähmung". Ja, es ist möglich, die Trichotillomanie zu bewältigen! Sie ist kein unlösbares Rätsel. Wir geben Ihnen grundlegende Informationen und Tipps, wie man das Haareausreißen in den Griff bekommen kann. Dabei gilt: Zähmen bedeutet „geduldig sein". Da es sich um eine Erkrankung handelt, ist zur Bewältigung in der Regel eine professionelle Behandlung notwendig. Wir beantworten Ihnen dazu in diesem Ratgeber grundlegende Fragen und stellen Ihnen die wesentlichen Behandlungsschritte vor. Zur Veranschaulichung haben wir auch ein Fallbeispiel, Arbeitsblätter und weitere Informationsquellen zur Unterstützung ergänzt.

So, genug der Vorrede, jetzt sind Sie dran! Wir wünschen Ihnen alles Gute für Ihre ganz persönliche Zähmung der Trichotillomanie.

Düsseldorf und Rheine, im September 2015   *A. Hunger* und *H. Lüttmann*

1   Trichotillomanie – Was ist das?

Haben Sie die Angewohnheit, sich Haare auszureißen? Reißen Sie Ihre Haare nicht aus einem bestimmten Grund aus (z. B. aus Schönheitsgründen oder zur Körperpflege), sondern weil Sie es insgesamt als angenehm oder entspannend erleben, oder weil es Ihnen hilft, wenn Sie sich schlecht fühlen? Oder ist das Haareausreißen vielleicht eine automatische Angewohnheit, die Sie selbst gar nicht bemerken? Fällt es Ihnen schwer, mit dem Haareausreißen aufzuhören, obwohl Ihnen sichtbar Haare fehlen und zusätzliche Probleme auftreten (z. B. Hautschäden, Stimmungseinbrüche, Schwierigkeiten mit anderen Menschen)? Sind das Haareausreißen und seine Auswirkungen so stark, dass Sie darunter leiden? Hält es Sie davon ab, ein „normales" und erfülltes Leben zu führen?

Wenn mehrere dieser Aussagen auf Sie zutreffen, dann könnte es sein, dass Sie an einer Trichotillomanie erkrankt sind.

> Um herauszufinden, ob bei Ihnen der Verdacht auf eine Trichotillomanie besteht, können Sie auch den Selbsttest durchführen, der als Arbeitsblatt 1 im Anhang (vgl. Seite 63) zu finden ist.

Begriffsklärung: Trichotillomanie? Was für ein schwieriges Wort!

Die Bezeichnung stammt aus dem Griechischen und setzt sich aus drei Wortbestandteilen zusammen: Tricho – tillo – manie. Dabei steht *tricho* für das Haar, *tillo* bedeutet so viel wie Rupfen oder Ausreißen und *mania* ist so etwas wie eine Sucht oder auch Liebhaberei. Die Bezeichnung Trichotillomanie beschreibt damit ziemlich genau das, was die meisten Betroffenen fühlen und berichten: Einen unwiderstehlichen Drang, sich die Haare auszureißen.

Ein bekannter amerikanischer Mediziner und Forscher, Dan J. Stein, hat 1999 mit zwei Kollegen eines der ersten Fachbücher zur Trichotillomanie herausgegeben. Auf dem Umschlag seines Buches befindet sich das Bild einer Frau mit zwölf Armen, die alle an ihr zupfen und Haare ausreißen:

Kopfhaare, Wimpern, Augenbrauen, Gesichtshaare und Körperhaare. Dieses Gefühl kennen viele Betroffene. In einem Dokumentationsfilm der amerikanischen Selbsthilfevereinigung „Trichotillomania Learning Center" (Kontaktadresse im Anhang, vgl. Seite 58) heißt es: „Die Hände werden nahezu magnetisch von den Haaren angezogen" (deutsche Untertitel wurden hinzugefügt durch die deutsche Selbsthilfevereinigung „Infostelle Trichotillomanie"; Kontaktadresse im Anhang, vgl. Seite 58).

Da die Bezeichnung Trichotillomanie den meisten Menschen wie ein Zungenbrecher erscheint und schwer im Gedächtnis bleibt, hat man sich dazu entschlossen einen neuen Begriff einzuführen: Das pathologische Haareausreißen (engl. „Hair Pulling Disorder"). Pathologisch bedeutet krankhaft. Als krankhaft bezeichnet man das Haareausreißen (aber auch andere Verhaltensweisen) dann, wenn es übermäßig auftritt, d. h. zu häufig, zu lange, nicht mehr kontrollierbar oder in unangemessenen Situationen, sodass die Betroffenen unter den Auswirkungen leiden oder stark in ihrer Lebensführung beeinträchtigt sind. Manchmal spricht man auch vom „chronischen" (dauerhaften) Haareausreißen oder vom „zwanghaften" Haareausreißen, was allerdings missverständlich ist, da Trichotillomanie keine Zwangsstörung ist.

1.1 Woran erkennt man eine Trichotillomanie?

Bei der Trichotillomanie handelt es sich um eine Erkrankung, bei der die Angewohnheit besteht, sich die Haare auszureißen. Besonders häufig werden Kopfhaare, Wimpern und Augenbrauen ausgerissen. Aber auch alle anderen Körperhaare können betroffen sein: Gesichtshaare (Nase, Ohren, Bart), Haare an Armen und Beinen, Achselhaare, Schamhaare und auch Haare am Gesäß. Um als krankhaft zu gelten, muss das Haareausreißen zu einem sichtbaren Haarverlust führen. Es können kahle Stellen auftreten oder das Haar ist an der einen oder anderen Stelle dünner geworden oder etwas ausgelichtet. Für den sichtbaren Haarverlust schämen sich die meisten Betroffenen sehr. Sie versuchen ihn zu verstecken, in dem sie Kopfbedeckungen bzw. lange Kleidung tragen. Oder sie vertuschen die fehlenden Haare durch Make-up bzw. eine Rasur. Viele Betroffene sind sehr erfinderisch, wenn es um das Verstecken des Haarverlustes geht. Leider ist das jedoch oft sehr umständlich, aufwändig und zeitraubend. Das Verbergen des Haarverlusts kostet dann viel Kraft und wird selbst zum Problem.

> **Merke: Sichtbar ist nicht unbedingt offensichtlich!**
>
> Ein sichtbarer Haarverlust muss nicht unbedingt für andere offensichtlich sein. Wenn z.B. Schamhaare gerissen werden, wird der Haarverlust kaum jemand anderem als dem Betroffenen selbst auffallen. Aber auch sonst fällt der Haarverlust anderen Menschen oftmals viel weniger ins Auge als die Betroffenen befürchten. Oder fällt Ihnen auf Anhieb eine weltbekannte Person ein, die weder Augenbrauen noch Wimpern zu besitzen scheint, und täglich von Tausenden bewundert wird? – Nein?
>
> Dann sollten Sie sich die Mona Lisa mal genauer ansehen! Das Gemälde von Leonardo da Vinci ist im Louvre von Paris (oder im Internet: http://de.wikipedia.org/wiki/Mona_Lisa) zu bestaunen.

Das Kernproblem bei einer Trichotillomanie ist also zunächst einmal das Ausreißen von Haaren bzw. der dadurch entstandene Haarverlust. Aber warum lässt man es dann nicht einfach sein? Das denken viele Außenstehende und Angehörige, aber auch Betroffene. Vermutlich haben Sie auch schon versucht „einfach aufzuhören". Sie haben möglicherweise Phasen erlebt, in denen es Ihnen tatsächlich gelungen ist, gar nicht oder nur wenige Haare zu reißen. Und dann gab es doch wieder Phasen, in denen Sie erneut gerissen haben und der mühsam erkämpfte Fortschritt war wieder vernichtet. Wie frustrierend! Dauerhaft auf das Reißen zu verzichten, gelingt nur wenigen Betroffenen ohne professionelle Hilfe. Der Drang zum Haareausreißen ist so stark, dass es kaum gelingt ihm zu widerstehen.

> **Dem unwiderstehlichen Drang widerstehen?**
>
> Außenstehende können sich einen unwiderstehlichen Drang meist nicht gut vorstellen. Dabei haben wir alle Erfahrung mit einem unwiderstehlichen Drang: dem Juckreiz. Wenn es Sie juckt, wie oft schaffen Sie es dann, sich nicht zu kratzen? Wie fühlen Sie sich, wenn Sie sich nicht kratzen können? Wie lange halten Sie es durch, sich nicht zu kratzen? Und wie oft haben Sie sich am Ende doch wieder gekratzt? Am Beispiel des Juckreizes wird deutlich, dass das Widerstehen gar nicht so einfach ist, wie man es sich vorstellt, wenn man keinen Juckreiz hat. Und genauso ist es mit der Trichotillomanie: Der Drang zum Reißen tritt auf wie ein

Juckreiz und es ist gar nicht einfach, dem zu widerstehen. Nicht einfach, aber möglich! Es gibt nämlich gute Mittel und Wege, um zu lernen, einem *scheinbar* unwiderstehlichen Drang zu widerstehen.

Wir werden Ihnen später im Kapitel 3 erläutern, wie Sie es schaffen können, langfristig mit dem Reißen aufzuhören. Und wenn Sie sich jetzt nicht vorstellen können, dass Sie das Reißen jemals aufgeben können, dann hilft Ihnen an dieser Stelle vielleicht erst einmal der Hinweis, dass wir alle irgendwann gelernt haben, das Daumenlutschen bzw. den Schnuller aufzugeben. Können Sie sich noch daran erinnern, wie schwer Ihnen das zunächst gefallen ist? (Fragen Sie Ihre Eltern!) Und – vermissen Sie das Daumenlutschen heute noch? Wie gesagt: So etwas aufzugeben ist nicht einfach, aber möglich!

Der starke Drang zum Haareausreißen verbunden mit der Schwierigkeit, diesem zu widerstehen, ist also eine weitere Eigenschaft der Trichotillomanie. Darüber hinaus teilen alle Betroffenen das Leid, das mit dem Haareausreißen bzw. seinen Folgen verbunden ist. Das Haareausreißen selbst wird meist als angenehm erlebt. Es hilft dabei, sich zu entspannen, Langeweile zu vertreiben, sich abzulenken oder besser zu fühlen, wenn es einem nicht gut geht. Manche Betroffene sehen das nicht ganz so. Bei ihnen ist das Haareausreißen anscheinend nicht mit einem besonderen Gefühl verbunden, sondern tritt nahezu automatisch in bestimmten Situationen auf. So wie wir beispielsweise beim Lesen in Gedanken an einem Stift kauen, ohne es wirklich zu bemerken. Es ist zunächst einmal nicht entscheidend, welche Gefühle das Haareausreißen auslöst oder auch nicht, ob es bewusst erfolgt oder unbewusst. Entscheidend ist zunächst einmal, dass es auf lange Sicht viele Nachteile mit sich bringt. Und diese Nachteile sind zumeist der entscheidende Grund dafür, dass man mit dem Haareausreißen wieder aufhören möchte.

Was sind das für Nachteile? Zum einen kann das wiederholte Haareausreißen verschiedene körperliche Probleme hervorrufen. Das Reißen verursacht auf Dauer Schäden an und in der Haut. Die Haut rötet sich und es können Wunden oder Entzündungen entstehen, sodass manchmal auch kleinere Narben oder Hautverfärbungen bleiben. Durch das wiederholte Reißen kann langfristig auch die Haarzelle geschädigt werden, sodass nachwachsende Haare vorübergehend oder dauerhaft eine veränderte Haarfarbe (z. B. grau) oder eine veränderte Haarstruktur (z. B. kraus oder borstig) haben können.

Wenn immer wieder von derselben Stelle gerissen wird, kann es zu einer so schweren Schädigung kommen, dass das Haar gar nicht mehr nachwächst.

An dieser Stelle ist es auch wichtig zu erwähnen, dass die meisten Betroffenen nicht einfach nur ein Haar ausreißen und es dann wegwerfen, sondern sich längere Zeit mit dem Haar beschäftigen. Oftmals ist diese Beschäftigung mit dem Haar das, was als besonders entspannend und wichtig erlebt wird. Vor dem Haareausreißen spielen einige Betroffene zunächst mit den Haaren, streichen darüber, lassen einzelne Strähnen durch ihre Finger gleiten, wickeln sie um ihre Finger und ziehen daran, ohne das Haar tatsächlich auszureißen. Es vergeht manchmal eine ganze Weile bis das erste Haar wirklich ausgerissen wird. Nach dem Ausreißen wird das Haar oftmals genauer betrachtet oder für weitere Angewohnheiten verwendet. Es wird damit beispielsweise über die Haut gestreichelt oder es wird um den Finger gewickelt, daran gelutscht oder gekaut, es wird durchgerissen oder durchgebissen und manchmal auch heruntergeschluckt. Das Herunterschlucken von Haaren kann sehr ernste gesundheitliche Folgen haben.

> ### Merke: Das Verschlucken von Haaren ist gefährlich!
>
> Das Verschlucken von Haaren nennt man Trichophagie. Es ist deshalb schädlich, weil Haare nicht verdaut und ausgeschieden werden. Das bedeutet, dass sich die heruntergeschluckten Haare im Magen-Darm-Trakt sammeln und sich über die Zeit zu einem Haarknäuel bündeln. So ein Haarknäuel im Magen nennt man auch Trichobezoar. Manchmal verfangen sich zusätzlich Speisereste in dem Haarknäuel. Mit zunehmender Zahl verschluckter Haare wächst das Knäuel im Bauch und behindert die Verdauung und Ausscheidung und es können Schäden an der Magen-Darmwand entstehen – manchmal schmerzhaft, manchmal aber auch lange Zeit unbemerkt. Letztendlich kann so ein Haarknäuel ernsthafte Koliken, einen lebensbedrohlichen Darmverschluss oder Magen-Darm-Durchbruch verursachen. Falls Sie also die Angewohnheit haben sollten, Ihre Haare zu verschlucken, dann überwinden Sie Ihre Scham und gehen Sie zum Arzt, sobald Sie Magen-Darm-Beschwerden oder andauernde Verdauungsprobleme bemerken!

Nicht nur das Verschlucken der Haare kann zu körperlichen Problemen führen. Wenn Sie die Angewohnheit haben, Ihre Haare zu kauen oder zu zerbeißen, dann wird auf Dauer Ihr Zahnschmelz darunter leiden. Das kann sich durch Zahnschmerzen oder brüchige Zähne bemerkbar machen. Außerdem kann es durch die gleichförmige und oft wiederholte Reißbewegung zu Schmerzen und ernsthaften Schäden in den Gelenken, Sehnen, Muskeln und Nerven kommen. Leider scheuen sich auch hier viele Betroffene rechtzeitig ärztliche Hilfe in Anspruch zu nehmen, da die Scham über das Haareausreißen zu groß ist. Dadurch werden leicht behandelbare körperliche Probleme zu ernsthaften körperlichen Schäden.

Neben den genannten körperlichen Schäden kann das Haareausreißen auch ernsthafte psychische Probleme verursachen oder verschlimmern. Wie bereits erwähnt, schämen sich die meisten Betroffenen sehr für ihre Erkrankung und versuchen diese so gut wie möglich zu verheimlichen. Sie vermeiden daher häufig Situationen, in denen ihre Angewohnheit oder ihr Haarverlust für andere sichtbar werden könnte. Es kann also sein, dass sie wichtige Arztbesuche aufschieben, aber auch Unternehmungen mit Freunden (z. B. Sport) oder Aufgaben im Beruf (z. B. ein Vortrag) vermeiden, weil sie Sorge haben, ihre Erkrankung dabei nicht verheimlichen zu können. Dadurch kann es zu Konflikten mit Freunden und Kollegen kommen, die nicht verstehen können, warum die Betroffenen immer wieder gemeinsame Aktivitäten absagen oder sich „vor Aufgaben drücken". Gleichzeitig versuchen Betroffene möglichst viele Sicherheitsmaßnahmen zu ergreifen, damit der Haarverlust auch in alltäglichen Situationen nicht auffallen kann. Das kostet viel Kraft und Zeit, hält die Betroffenen von wichtigen anderen Dingen im Leben und Alltag ab und verursacht dadurch eine Menge Stress. Häufig fühlen sich Betroffene aufgrund ihrer Trichotillomanie auch weniger wert als andere Menschen und trauen sich weniger zu. Depressionen und Ängste können die Folge sein.

> **Merke: Was ist Trichotillomanie?**
>
> Trichotillomanie ist eine Erkrankung, bei der sich die Betroffenen aufgrund eines starken Drangs die Haare ausreißen, sodass ein sichtbarer Haarverlust entsteht. Es fällt den Betroffenen schwer, dem Drang zu widerstehen – auch wenn sie es ernsthaft versuchen. Die Betroffenen leiden unter dem wiederkehrenden Haareausreißen und dessen negativen Konsequenzen (körperliche Schäden sowie psychische und soziale Folgeprobleme).

Es ist wichtig darauf hinzuweisen, dass man erst von einer Trichotillomanie spricht, wenn eine körperliche Erkrankung als Ursache für den Drang
zum Haareausreißen ausgeschlossen werden kann. So wäre zum Beispiel
das Haareausreißen als Reaktion auf den Juckreiz einer Neurodermitis (oder
einer anderen Erkrankung) noch keine Trichotillomanie. In diesem Fall
sollte die Neurodermitis vom Hautarzt oder vom Facharzt behandelt werden. Wenn das Haareausreißen bleibt, obwohl die Neurodermitis (oder eine
andere körperliche Grunderkrankung) gut behandelt ist, könnte zusätzlich
eine Trichotillomanie vorliegen und eine ergänzende Psychotherapie sinnvoll sein.

Von einem Psychotherapeuten oder Facharzt für Psychiatrie sollte außerdem sorgfältig geprüft werden, ob das Haareausreißen Ausdruck einer anderen psychischen Erkrankung als der Trichotillomanie sein könnte (z.B.
Haareausreißen, das im Rahmen einer Zwangsstörung oder einer Tic-Er-
krankung auftritt). Die richtige Zuordnung ist deshalb so wichtig, da je nachdem bei welcher psychischen Erkrankung das Haareausreißen auftritt, andere Behandlungsmethoden Erfolg versprechend sind. In diesem Ratgeber
werden wir uns auf Informationen rund um das Haareausreißen bei einer
Trichotillomanie konzentrieren.

1.2 Wer erkrankt an Trichotillomanie? Gibt es Risikofaktoren?

Schätzungen besagen, dass zwischen 0,5 und 2,5 Prozent der Menschen im
Laufe ihres Lebens an einer Trichotillomanie erkranken. Das würde bedeuten, dass in Deutschland etwa eine halbe Million Bundesbürger (0,7 Prozent) an Trichotillomanie erkrankt ist oder einmal erkrankt war. Eine Trichotillomanie wäre demnach etwa so häufig wie eine Magersucht oder ein
Diabetes Typ I (Zuckerkrankheit). Das hätten Sie nicht gedacht, oder?

Diese Zahlen beruhen auf Schätzungen und die tatsächliche Zahl der Betroffenen könnte sogar noch höher liegen als angenommen. Zum einen schämen sich die meisten Betroffenen so stark für ihr Haareausreißen, dass sie
alles Mögliche tun, damit die Erkrankung von anderen unentdeckt bleibt.
Zum anderen sind Fachärzte und Psychologen leider bis heute noch nicht
gut genug ausgebildet und informiert, dass sie eine Trichotillomanie zuver-

lässig erkennen und diagnostizieren. Insofern gibt es möglicherweise eine erhebliche Dunkelziffer für Trichotillomanie.

Trichotillomanie kann in jedem Alter beginnen. Es gibt Berichte darüber, dass das Haareausreißen bereits im ersten Lebensjahr aufgetreten ist oder auch erst im Rentenalter. In den meisten Fällen beginnt die Störung etwa um das 11. Lebensjahr, also in der Pubertät. Ob hormonelle Veränderungen oder die besonderen sozialen wie emotionalen Herausforderungen während der Pubertät zum Ausbruch der Erkrankung beitragen, ist noch nicht bekannt. In der Kindheit muss das Haareausreißen nicht gleich eine Trichotillomanie bedeuten, sondern kann Teil einer normalen Entwicklung sein – ebenso wie Stottern oder Tics vorübergehend in der Kindheit auftreten können. Haareausreißen bei sehr jungen Kindern ist häufig schwächer ausgeprägt und zeitlich vorübergehend.

Es sieht so aus, als wenn Frauen häufiger erkranken als Männer. Aktuell gehen Schätzungen davon aus, dass ungefähr 3,5 Prozent der Frauen und 1,5 Prozent der Männer irgendwann einmal von Trichotillomanie betroffen sind. Warum Frauen häufiger betroffen sein könnten als Männer ist noch nicht geklärt. Vielleicht spielen biologische Geschlechterunterschiede eine Rolle, vielleicht gibt es aber auch gesellschaftliche Gründe. Männern stehen oftmals bessere Möglichkeiten zur Verfügung, den selbstverursachten Haarverlust zu verbergen. Männliche Glatzenbildung oder eine Rasur liefern gesellschaftlich anerkannte Erklärungen für einen Haarverlust, was die Scham und die Angst vor Entdeckung der Trichotillomanie deutlich verringern kann. Möglicherweise leiden manche Männer deshalb weniger unter den negativen Folgen des Haareausreißens und fühlen sich in ihrer Lebensführung weniger eingeschränkt. Die Überzahl betroffener Frauen mit Trichotillomanie zeigt sich übrigens erst ab dem Jugendalter. Im Kindesalter scheinen beide Geschlechter gleichermaßen betroffen zu sein.

> **Zusammenfassend lässt sich festhalten:**
>
> Trichotillomanie betrifft schätzungsweise einen von hundert Menschen (1 Prozent). Es tritt vermutlich häufiger bei Frauen als bei Männern auf und beginnt in den meisten Fällen während der Pubertät.

Nun stellt sich die Frage, ob das Risiko an einer Trichotillomanie zu erkranken, zunächst einmal für alle Menschen gleich groß ist. Wir wissen dazu noch sehr wenig, aber es gibt vermutlich auch für Trichotillomanie Risiko-faktoren, die die Wahrscheinlichkeit, dass diese Erkrankung auftritt, bei be-stimmten Menschen erhöhen.

So wissen wir, dass manche Familien anfälliger zu sein scheinen als andere, weil dort mehrere Mitglieder eine Trichotillomanie oder eine verwandte Er-krankung zeigen (z. B. eine Tic- oder Zwangsstörung). Vererbung könnte hier eine Rolle spielen. Tierstudien haben gezeigt, dass Mäuse mit einer be-stimmten genetischen Veränderung, so oft und so stark an ihrem Fell lecken, dass es zu einem massiven Haarverlust kommt. Hier könnte es Ähnlichkei-ten zur Trichotillomanie beim Menschen geben.

Außerdem hat man bei Aufnahmen des Gehirns bei einigen Menschen mit einer Trichotillomanie leichte Auffälligkeiten gefunden, vor allem im Fron-talhirn. Diese Hirnregion ist für die Kontrolle von Handlungen wichtig. Es könnte also sein, dass manche Menschen an Trichotillomanie erkranken, weil es ihnen schwerer fällt als anderen, Verhalten zu steuern und zu kon-trollieren.

Auch psychische Faktoren können das Erkrankungsrisiko beeinflussen. Menschen unterscheiden sich beispielsweise in ihrer Fähigkeit und Bereit-schaft, Unbehagen oder Unwohlsein auszuhalten. Deshalb wenden manche Menschen wiederholt Verhaltensweisen an, die ihnen helfen, das Unwohl-sein sofort zu überwinden oder weniger intensiv zu erleben. Das Ausreißen der Haare kann dabei helfen, weil es auf manche Menschen beruhigend wirkt. Das unbedingte Vermeiden von jeglichen Gefühlen des Unwohlseins (engl.: experiential avoidance) spielt offenbar bei verschiedenen psychi-schen Störungen eine Rolle (u. a. bei Angststörungen). Es ist deshalb eher ein allgemeiner Risikofaktor für eine psychische Erkrankung, nicht spezi-ell für Trichotillomanie.

Auch die persönliche Schmerzempfindlichkeit könnte auf das Erkrankungs-risiko Einfluss nehmen. Viele Menschen mit einer Trichotillomanie berich-ten, dass sie beim Haareausreißen keinen oder nur wenig Schmerz fühlen. Andere Betroffene empfinden das Haareausreißen zwar als schmerzhaft, er-leben dies aber für den Moment als angenehm und hilfreich. Im Gegensatz dazu erleben Menschen ohne Trichotillomanie das Ausreißen von Haaren in der Regel als schmerzhaft *und* unangenehm, was sie davon abhält wei-tere Haare auszureißen. Unter Umständen fehlt dieser natürliche Schutzme-chanismus den Menschen mit einer Trichotillomanie. Die Unterschiede im

Schmerzempfinden könnten auf die Freisetzung von Glückshormonen (Endorphinen) zurückgehen, die der Körper zur Regulierung von Schmerzen ausschüttet. Wenn beim Haareausreißen Endorphine ausgeschüttet werden, dann senken diese die Schmerzempfindlichkeit und können ein „Kick"-Erleben (vorübergehendes Glücksgefühl) beim Reißen auslösen. Das erhöht wiederum die Wahrscheinlichkeit, dass weitere Haare ausgerissen werden. Menschen mit Trichotillomanie sind aber nicht generell weniger schmerzempfindlich, sondern nur in den Körperregionen, von denen wiederholt Haare gerissen werden. Es könnte auch sein, dass die Schmerzempfindlichkeit erst im Verlauf der Trichotillomanie nachlässt.

Erkrankungsrisiko

Es gibt also *möglicherweise* ein erhöhtes Erkrankungsrisiko für Trichotillomanie, falls

1. in der Familie bereits Fälle von Trichotillomanie oder verwandten Erkrankungen (z. B. Zwangsstörungen oder Tics) aufgetreten sind,
2. besondere Schwierigkeiten bestehen, das eigene Verhalten zu kontrollieren (z. B. starke Impulsivität),
3. eine geringe Fähigkeit oder Bereitschaft gegeben ist, Unwohlsein auszuhalten (z. B. geringe Toleranz gegenüber unangenehmen Gefühlen),
4. ein gering ausgeprägtes Schmerzempfinden beim Haareausreißen vorhanden ist.

Noch gibt es zu wenige Studien, die diese Vermutungen stützen können. Wir können also heute noch nicht sagen, ob es tatsächlich eine Vorbelastung für Trichotillomanie gibt. Damit ist eine zuverlässige Vorhersage von Risikogruppen zur Zeit noch nicht möglich.

1.3   Wie entwickelt sich die Erkrankung weiter?

Zu Beginn hat das Haareausreißen für diejenigen, die eine Trichotillomanie entwickeln, hauptsächlich Vorteile. Das Haareausreißen hat bei ihnen den positiven Effekt der Entspannung, Ablenkung oder Minderung von Unwohlsein und Unbehagen. Manchmal ist es auch einfach hilfreich, um Langeweile zu vertreiben und sich mit etwas beschäftigen zu können. Wir haben in Kapitel 1.2 auch schon erfahren, dass das Haareausreißen möglicherweise die Ausschüttung von Glückshormonen im Körper und damit ein „Kick"-Erleben (Glücksgefühl) auslösen kann. Bei diesen angenehmen Vorteilen ist es kaum ein Wunder, dass die Betroffenen das Haareausreißen fortsetzen. Im Gegenteil: Es wäre ein Wunder, wenn sie es nicht tun würden! Wer verzichtet schon freiwillig auf etwas Gutes, wenn es keine Nachteile zu haben scheint? Die negativen Folgen des Haareausreißens, wie z. B. der Haarverlust, sind in dieser Anfangsphase nämlich noch kaum bemerkbar.

Haarverlust

Der Mensch hat ca. 5 Millionen Haare am Körper, davon gut 100.000 auf dem Kopf. Bei dieser Menge bleibt unbemerkt, wenn ein paar Haare fehlen. Ohnehin fallen uns ganz ohne unser Zutun jeden Tag mehr als 100 Haare aus, die durch nachwachsende Haare ersetzt werden. Wenn allerdings über eine längere Zeit mehr Haare ausfallen als in dieser Zeit nachwachsen, dann wird das Problem früher oder später sichtbar. Und da unsere Haare etwa einen Monat benötigen, um einen Zentimeter zu wachsen, benötigt das Nachwachsen sehr viel länger als das Ausreißen eines Haares. So kommt es, dass in den Anfängen kein Haarverlust bemerkbar ist. Wenn allerdings erste kahle oder ausgelichtete Stellen sichtbar sind, dann braucht es Wochen oder Monate bis diese wieder richtig zugewachsen sind.

Mit zunehmender Dauer und Intensität des Haareausreißens werden die Nachteile immer deutlicher und treten in den Vordergrund. Betroffene leiden nicht nur unter den sichtbar gewordenen kahlen Stellen. Sie quälen sich oft auch mit selbstabwertenden Gedanken, wie „Ich bin verrückt und eklig, dass ich mir die eigenen Haare ausreiße" und machen sich Vorwürfe, wie „Jetzt habe ich schon wieder gerissen. Ich habe mich einfach nicht im Griff!". Viele Betroffene ärgern sich über sich selbst, sind wütend, enttäuscht und traurig. Auch die Kontakte zu Freunden, Kollegen und Mitmenschen im Allgemeinen können dann schwieriger werden. Enger Körperkontakt und intime Beziehungen werden häufig vermieden aus Sorge, dass die Erkrankung entdeckt werden könnte. Beziehungen zu anderen können sich dadurch verschlechtern. Und auch das Unverständnis und die Vorbehalte, die

die (ahnungslose) Umgebung den Betroffenen entgegenbringt, können zu Konflikten beitragen und Freundschaften belasten. Oft werden dann die eigene aktive Freizeitgestaltung, das „Außer-Haus-Gehen" und der Kontakt mit anderen Menschen immer weiter eingeschränkt.

Die negativen Auswirkungen können sich auch im Arbeitsalltag zeigen. Das negative Selbstbild, „ein schwacher Charakter" zu sein, verstärkt dann auch das Gefühl im Beruf nicht leistungsfähig zu sein. Die Angst vor Entdeckung und die ständigen Bemühungen, die Folgen des Reißens zu verbergen, machen es außerdem schwer, sich auf berufliche Anforderungen zu konzentrieren.

Diese negativen Gefühle, Selbstabwertungen, sozialen und beruflichen Beeinträchtigungen nehmen mit der Zeit immer mehr Raum ein und können weitere psychische Erkrankungen auslösen (z. B. Depressionen und soziale Angststörungen). Schließlich überwiegen die Nachteile eindeutig gegenüber den Vorteilen des Haareausreißens und die Betroffenen beginnen unter ihrer Angewohnheit zu leiden. Jetzt spricht man von einer Trichotillomanie.

In Abbildung 1 zeigen wir Ihnen noch einmal, wie sich das Gewicht im Zeitverlauf von den Vorteilen zu den Nachteilen des Haareausreißens verlagert.

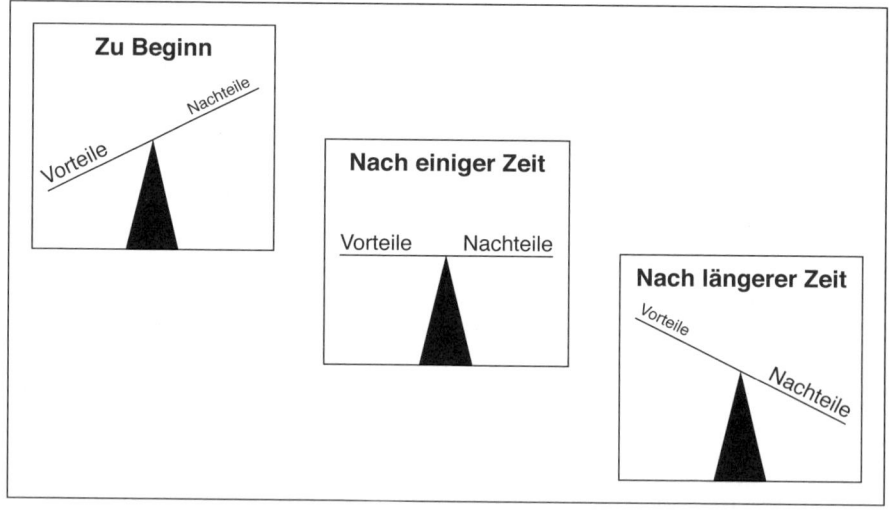

Abbildung 1: Die Gewichtung von Vor- und Nachteilen des Haareausreißens im Zeitverlauf

Die Einsicht, was das Haareausreißen tatsächlich anrichtet, kann sich also erst spät einstellen – in der Regel so spät, dass das Reißen bereits einen festen Platz im Leben und Alltag eingenommen hat und sich nicht mehr so einfach abgewöhnen lässt.

Allein finden die wenigsten Betroffenen den richtigen Weg, um die schädliche Angewohnheit wieder loszuwerden. Dazu braucht es in der Regel das Wissen von Fachleuten, die die psychologischen Grundregeln zur Problemlösung kennen. Aus Scham, Unwissenheit oder dem Anspruch an sich selbst, Probleme allein lösen zu müssen, warten viele Betroffene sehr lange bis sie geeignete Hilfe in Anspruch nehmen. Oft vergehen mehrere Jahre, manchmal sogar Jahrzehnte, bis die Betroffenen eine professionelle Behandlung erhalten. Viele sind mittlerweile erwachsen, reißen also bereits seit 10 Jahren, 15 Jahren oder auch noch länger – und haben fast ebenso lange versucht, selbstständig mit dem Reißen aufzuhören. Trotz großer Anstrengung bleibt das in der Regel ohne dauerhaften Erfolg. Diese Menschen sind zutiefst verunsichert, frustriert und verzweifelt, wenn sie sich endlich in eine Psychotherapie begeben.

Erfolgsaussichten einer Behandlung

Die Erfolgssausichten sind tatsächlich besser, wenn eine Behandlung frühzeitig aufgesucht wird. Erkrankungen breiten sich unbehandelt weiter aus, das gilt auch für die Trichotillomanie. Das Haareausreißen tritt mit der Zeit in immer mehr Lebenssituationen auf bzw. nimmt immer mehr Zeit in Anspruch und verselbstständigt sich, d. h. es tritt zunehmend automatisch auf. Je mehr Zeit zwischen Störungsbeginn und Behandlungsbeginn liegt, desto mehr Aspekte müssen in der Behandlung berücksichtigt werden, um einen umfassenden und dauerhaften Erfolg zu ermöglichen. Außerdem ist die Belastung aufgrund der wachsenden Folgeprobleme bei „Langzeit-Betroffenen" deutlich höher als bei „Trichotillomanie-Neulingen", was in der Behandlung zusätzlich berücksichtigt und bearbeitet werden muss. Es ist also kein Wunder, dass die Behandlungsaussichten besser sind, je frühzeitiger eine Behandlung aufgesucht wird.

Erfreulich ist deshalb, dass Fernsehen, Radio und Internet das Thema Trichotillomanie verstärkt aufgreifen und damit zu einer besseren Aufklärung der Bevölkerung beitragen. Betroffene suchen heute frühzeitiger professionelle Hilfe als früher. Zudem hat sich die fachliche Ausbildung von Therapeuten und Ärzten verbessert, sodass eine Trichotillomanie heute schneller und zuverlässiger erkannt und behandelt wird.

1.4   Wie wirkt die Trichotillomanie auf andere?

Außenstehenden fällt die Trichotillomanie in vielen Fällen kaum ins Auge – zumindest viel weniger als Betroffene es befürchten. In der Regel findet das Haareausreißen in unbeobachteten Momenten statt und der Haarverlust wird von den Betroffenen sorgfältig versteckt. Außerdem verwenden die meisten Betroffenen viel Mühe darauf, den Schein aufrecht zu erhalten, und versuchen ihre privaten und beruflichen Arbeiten ohne erkennbare Beeinträchtigungen zu erledigen. Bekannten, Kollegen und Freunden fallen also in aller Regel zunächst Veränderungen im Kontakt auf: Der Betroffene zieht sich zurück, wirkt angespannt, bedrückt und unnahbar oder erfindet Ausreden, um bestimmte Dinge oder Unternehmungen nicht tun zu müssen. Solche Veränderungen können viele Gründe haben. Und da die meisten Menschen noch nie etwas von Trichotillomanie gehört haben, können sie nicht ahnen, dass die wahrgenommenen Veränderungen mit einem selbstverursachten Haarverlust zusammenhängen.

Auch engste Familienangehörige, selbst der Ehe- oder Lebenspartner, sind oft nicht in den wahren Grund für diese Veränderungen eingeweiht. Es ist dabei für die Betroffenen nicht leicht (und auch nicht angenehm), die nächsten Angehörigen zu täuschen. Falls der Haarverlust bemerkt wird, greifen Betroffene schon mal zur Notlüge, dass ihnen die Haare von selbst ausfallen (z. B. aufgrund einer körperlichen Erkrankung). Das scheint besser verständlich als eine psychische Erkrankung, bei der man sich selbst die Haare ausreißt. Trichotillomanie ist also ein großes Tabuthema.

Aber wie reagieren Menschen, wenn sie erfahren, dass sich jemand selbst die Haare ausreißt und damit einen sichtbaren Haarverlust verursacht? Diese Frage ist sicherlich nicht allgemeingültig für alle Menschen gleich zu beantworten. In einer Forschungsstudie untersuchten Brook A. Marcks und Kollegen im Jahr 2005 wie 200 College-Studenten auf eine neue Bekanntschaft mit sichtbarem Haarverlust reagieren. Es zeigte sich, dass neue Bekannte, die bei einem ersten Treffen zugaben, sich selbst die Haare auszureißen, von den teilnehmenden College-Studenten insgesamt neutral bis positiv beurteilt wurden. Die Wertschätzung für Personen, die sich nicht outetet, fiel allerdings noch etwas größer aus. Insgesamt ist also nicht pauschal zu einem „Trichotillomanie-Outing" zu raten. Aber Sie würden ja sicherlich auch nicht aller Welt Ihre körperlichen Erkrankungen auf die Nase binden. Das wäre auch nicht sinnvoll, da der Mensch im Lauf der Evolution eine natürliche Scheu vor dem Kontakt mit Erkrankungen entwickelt hat, um eine potenzielle Ansteckung zu vermeiden und die eigene Gesundheit zu schützen.

In der oben genannten Studie von Marcks und Kollegen wurde allerdings auch gefunden, dass die Offenlegung der Trichotillomanie als Ursache für den Haarverlust dazu beitrug, dass die teilnehmenden College-Studenten den Hilfebedarf des Betroffenen höher einschätzten. Diesen Ergebnissen zufolge kann es also durchaus empfehlenswert sein, Menschen in das Problem einzuweihen, die einem nahestehen und als hilfsbereit und unterstützend eingeschätzt werden. Diesen Menschen wird es helfen, wenn sie die wahren Gründe für die Veränderungen im Leben und Verhalten des Betroffenen erfahren und die Trichotillomanie verstehen lernen. So können Missverständnisse und Konflikte aufgrund der unausgesprochenen Trichotillomanie vermindert werden. Zudem können nahestehende Menschen einen wichtigen Beitrag dazu leisten, dass Betroffene den Weg in eine professionelle Behandlung finden und die Umsetzung der therapeutischen Schritte im Alltag dauerhaft gelingt.

Es ist allerdings nicht so, dass ein aufgeklärter Mitmensch, sei er noch so unterstützend und hilfsbereit, mit der Trichotillomanie des Betroffenen ohne weiteres problemlos umgehen kann. Häufig löst die Trichotillomanie im engen Umfeld des Betroffenen ebenfalls Stress, Besorgnis, Trauer, Wut und Hilflosigkeit aus. Um als nahestehender Mensch tatsächlich hilfreich und unterstützend reagieren zu können, ist es notwendig, sich mit dem Erkrankungsbild der Trichotillomanie vertraut zu machen und zu verstehen, was die Betroffenen im Teufelskreis der Trichotillomanie gefangen hält. Das wollen wir im nachfolgenden Kapitel 2 erklären.

2 Wie entsteht Trichotillomanie und warum geht sie nicht von allein weg?

Es wird viele Menschen zunächst einmal verwundern: Das Haareausreißen ist eine zutiefst menschliche und natürliche Verhaltensweise. Wie kann das sein?

Das Haareausreißen ist eine von vielen Verhaltensweisen, die der Mensch seit jeher eingesetzt hat, um Stress abzubauen und ein emotionales Gleichgewicht wieder herzustellen (d. h. Gefühle zu regulieren). Das spiegelt sich u. a. in der alten Redensweise „Es ist zum Haare raufen" wider. Wir finden ein ähnliches Verhaltensmuster auch in der Tierwelt, wo sich auch Vögel, Hunde oder Katzen in Stresssituationen die Federn rauspicken bzw. das Fell weglecken. Das Haareausreißen ist also eine sehr alte Form der Stressbewältigung. Und es ist dabei kurzfristig sehr effektiv, weil es das Erleben von Stress und unangenehmen Gefühlszuständen innerhalb kürzester Zeit verringern kann. Ähnliche Verhaltensweisen der Stressbewältigung sind z. B. das Nägelkauen oder das Kratzen und Knibbeln an der Haut.

> **Häufig vorkommende Angewohnheiten zur Stressregulierung**
>
> In einer Umfrage des US-Amerikaners David J. Hansen und Kollegen im Jahr 1990 gaben von ca. 150 Studierenden 22 Prozent (also fast jeder Vierte) an, sich hin und wieder Haare auszureißen. Weitere häufig berichtete Angewohnheiten waren u. a. mit einem Stift oder Schmuck zu spielen (62 % bzw. 56 %), an den Nägeln zu kauen (63 %) oder mit den Fingerknöcheln zu knacken (38 %). Die Verhaltensweise, die am allerhäufigsten genannt wurde, war dabei übrigens das Spielen mit den Haaren (71 %). Bei deutschen Studierenden wurden 20 Jahre später ganz ähnliche Ergebnisse gefunden (Schmies, 2011). Was lernen wir daraus? Fast jeder Mensch hat eine nervöse Angewohnheit, d. h. er tut etwas scheinbar Sinnloses, wenn er nervös, gestresst, angespannt oder auch einfach nur gelangweilt ist.

Wir haben es hier also zunächst mit einer sehr menschlichen Neigung zu tun und noch nicht mit einem pathologischen (krankhaften) Verhalten. Wie kommt es nun, dass diese natürliche Angewohnheit zur Stress- und Gefühlsregulierung bei manchen Menschen überhand nimmt und zur Krankheit wird?

Leider haben so ziemlich alle Dinge auf der Welt zwei Seiten, nämlich Vor- und Nachteile. Da ist auch das Haareausreißen keine Ausnahme. Wir haben die verschiedenen Vor- und Nachteile bereits in Kapitel 1 genauer vorgestellt. In Maßen verursachen Haareausreißen, Nägelkauen etc. kaum ein Problem und werden dementsprechend von vielen Menschen hin und wieder genutzt, um vorübergehend Entspannung und Ablenkung zu finden. Erst im Übermaß werden sie zu schädlichen Angewohnheiten.

Das Vertrackte am Haareausreißen ist, dass sich der Vorteil (Entspannung und Beruhigung) ganz unmittelbar, d. h. sehr schnell (innerhalb von Sekunden und Minuten) zeigt. Deshalb werden wir es in Zukunft vermutlich wieder tun. Die meisten Nachteile des Haareausreißens setzen dagegen erst später ein, halten sich dafür aber hartnäckig. Mit der Zeit überlagern die Nachteile die anfänglichen Vorteile und die Beeinträchtigung durch die vielfältigen Nachteile hält langfristig an.

So effektiv das Haareausreißen also erst einmal in der Stress- und Gefühlsregulierung sein mag, es löst keine Probleme, sondern trägt lediglich dazu bei, uns vorübergehend von unserem (Stress-)Gefühl abzulenken. Zunächst einmal ist das eine enorme Erleichterung. Das ursächliche Problem, d. h. die Quelle für Stress und Unbehagen, wird allerdings allein durch das Haareausreißen nicht beseitigt. Schlimmer noch, durch das Haareausreißen erwachsen mit der Zeit immer mehr Probleme (z. B. sichtbarer Haarverlust, schlechtes Selbstbild, Konflikte mit Mitmenschen), die zusätzlichen Stress und unangenehme Gefühle verursachen. Diesen zusätzlichen Stress und das „Sich-schlecht-Fühlen" versuchen dann viele Betroffene wiederum mit dem Haareausreißen zu regulieren, da es sich ja bereits als effektiv erwiesen hat. Es kommt also immer häufiger zum Haareausreißen und es werden oftmals auch immer mehr Haare ausgerissen, was wiederum den Haarverlust und weitere negative Folgen vermehrt. Und wie reagieren die Betroffenen wahrscheinlich auf den auftürmenden Stress und damit verbundenes Unwohlsein? Sie ahnen es bereits: mit noch mehr Haareausreißen! Das Haareareißen ist leider eine unheimlich effektive Strategie, um kurzfristig Ruhe zu bekommen, für die man erst spät die (horrende) Rechnung präsentiert bekommt. Dann stecken die Betroffenen bereits in einem Teufelskreis fest, aus dem es scheinbar keinen Ausweg gibt. Abbildung 2 verdeutlicht diesen Teufelskreis.

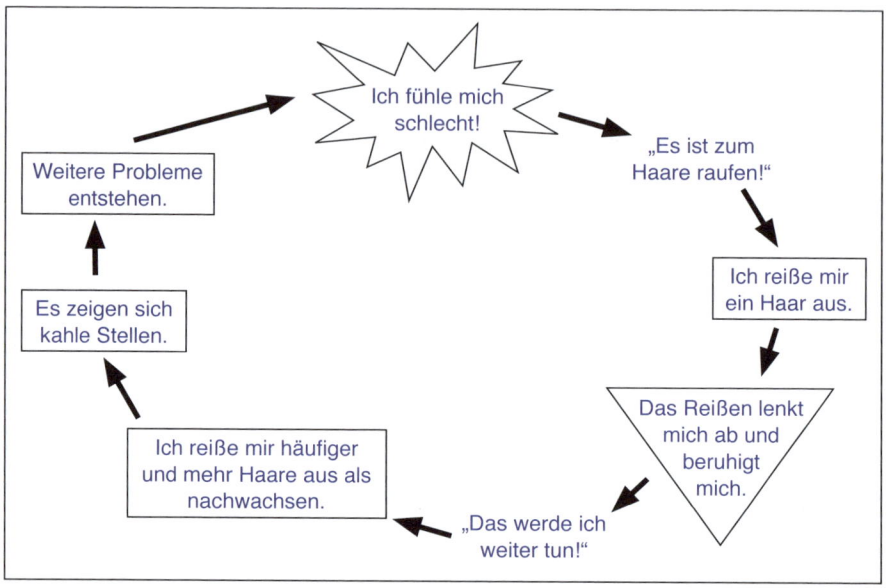

Abbildung 2: Teufelskreis Trichotillomanie

Und warum rutschen nicht alle Menschen in diesen Teufelskreis? Einen Teil der Antwort haben wir bereits in Kapitel 1.2 (Risikofaktoren) erfahren. Für manche Menschen scheint es naheliegender als für andere zu sein, zur Regulierung von Stress und unangenehmen Gefühlen auf das Haareausreißen zurückzugreifen. Sei es, weil sie es in der eigenen Familie beobachtet haben, weil sie eine genetische Veranlagung dafür haben, weil sie weniger schmerzempfindlich sind oder weil sie impulsiver und weniger stressresistent sind als andere. Ein weiterer wichtiger Faktor in der Entstehung und weiteren Entwicklung der Trichotillomanie scheint die persönliche Fähigkeit und Flexibilität im Umgang mit Stress und unangenehmen Gefühlen zu sein. Wenn ich verschiedene Wege kennengelernt habe, wie ich am besten mit Problemen, Stress und unangenehmen Gefühlen umgehe, dann wird es mir leichter fallen, das Haareausreißen wieder aufzugeben, sobald ich bemerkt habe, dass es mir schadet. Ich werde vermutlich gar nicht erst in den Teufelskreis einsteigen, weil ich bei Stress und Unbehagen verschiedene Möglichkeiten nutze, um mir zu helfen. Damit deutet sich bereits ein Weg an, der aus dem Teufelskreis herausführt.

Ein zentraler Baustein in der Behandlung der Trichotillomanie ist, neue Fähigkeiten zur Stress- und Gefühlsregulierung zu erlernen. Ein wichtiger Grund, warum die Trichotillomanie nicht einfach wieder weggeht, hängt nämlich damit zusammen, dass die Betroffenen oftmals zu wenig Wissen über andere Möglichkeiten zum Umgang mit Stress und unangenehmen Gefühlen haben und deshalb immer wieder auf das Haareausreißen zurück greifen. Manchmal sind ihnen durchaus hilfreiche Strategien bekannt, aber es fehlt an Übung, um diese nicht-schädlichen Strategien gezielt einzusetzen, um ein dauerhaftes und stabiles Wohlbefinden zu erreichen.

In Abbildung 3 veranschaulichen wir noch einmal, warum nicht jeder in den Teufelskreis der Trichotillomanie gerät und wie der Weg aus dem Teufelskreis aussehen kann. Diesen Weg werden wir gleich in Kapitel 3 noch genauer beschreiben.

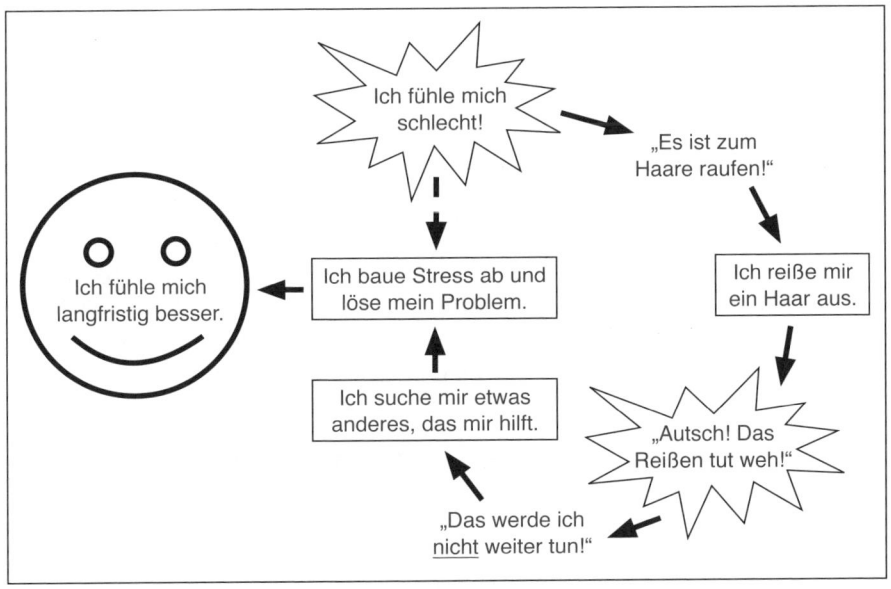

Abbildung 3: Gesunder Weg

3   Was kann man gegen Trichotillomanie tun?

Zunächst einmal ganz grundsätzlich gedacht: Wie löst man ein Problem?

Nehmen wir das Beispiel eines Automechanikers, der mit dem folgenden Problem konfrontiert wird: „Das Auto macht immer so komische Geräusche." Was glauben Sie, wird dieser Automechaniker als erstes tun, um dem Problem und seiner Lösung auf die Spur zu kommen? Das, was wir bei allen Problemen tun sollten: Genau hinschauen, nachfragen und das Problem in allen Einzelheiten erfassen!

Folgende Fragen können helfen, einem Problem genauer auf die Spur zu kommen:
1. *Wie sieht das Problem genau aus?* (Möglichst exakte Beschreibung)
2. *Wann tritt das Problem in der Regel auf?* (Risikosituationen)
3. *Wann tritt das Problem nicht auf?* (Schutzbedingungen)
4. *Gibt es bestimmte Hinweise im Vorfeld, die darauf hindeuten, dass das Problem vermutlich bald wieder auftritt?* (Frühwarnanzeichen)
5. *Welche Folgen hat das Problem?* (sofortige und zeitverzögerte, positive und negative Konsequenzen)

Es geht also erst einmal darum, das Problem weder zu verdammen noch zu beschönigen (weil es vielleicht so peinlich ist), sondern ganz genau und ehrlich hinzuschauen, wie das Problem exakt aussieht. Nachdem ich das Problem sorgfältig in seine Einzelteile zerlegt habe, kann ich es ebenso sorgfältig und zielgerichtet lösen. Wir werden Ihnen im Folgenden kurz erläutern, wie das grundsätzlich beim unerwünschten Haareausreißen funktioniert. Manchmal lässt sich dieses Problem mit dieser Anleitung bereits selbstständig lösen bzw. entscheidend verbessern. Wie beim Autobeispiel ist zusätzlich häufig professionelle Hilfe notwendig, um das Problem mit dem Haareausreißen dauerhaft in den Griff zu bekommen.

3.1   Was kann man selbst gegen das Haareausreißen tun?

Verschaffen Sie sich einen Überblick! Beobachten Sie Ihr Haareausreißen ganz genau und führen Sie ein Tagebuch, in dem Sie die genauen Umstände Ihres Haareausreißens protokollieren.

Für die Protokollierung können Sie die Vorlage in Arbeitsblatt 2 nutzen, welches Sie im Anhang finden (vgl. Seite 64).

Abbildung 4 zeigt ein Beispiel, wie der Protokollbogen zum Haareausreißen ausgefüllt werden kann.

So können Sie realistisch einschätzen, wie viele Reiß-Episoden Sie über den Tag verteilt erleben. Dokumentieren Sie, wie viel Zeit Sie für das Reißen und das Verbergen der Folgen aufwenden. Schreiben Sie genau auf, wie viele Haare Sie ausreißen. Notieren Sie, bei welchen Tätigkeiten, an welchen Orten und zu welchen Zeiten Sie reißen. Wenn Sie einen Menschen haben, dem Sie vertrauen, dann bitten Sie ihn, Ihnen zu helfen. Machen Sie eine genaue Bestandsaufnahme der bereits entstandenen kahlen Stellen, z. B. in dem Sie den aktuellen Stand in einem Foto festhalten.

Alle diese Informationen sind wichtig für eine erfolgreiche Behandlung. Es ist leichter unerwünschtes Verhalten zu verändern, wenn Sie genau darüber Bescheid wissen. Der erste Erfolg besteht darin, das Gefühl der Scham zu überwinden und dem Problem unvoreingenommen gegenüber zu treten. Die Veränderung kann beginnen, wenn Sie das Verhalten, das Sie ablegen möchten, gut kennen gelernt haben und nicht weiter schamhaft vor sich selbst und Personen, denen Sie vertrauen können, verbergen. Das ist schwer und deshalb sollten Sie sich nicht scheuen, Hilfe und Unterstützung zu suchen. Bis Sie einen Behandlungsplatz gefunden haben, können Sie aber schon selbst beginnen. Ihre Selbstbeobachtungsprotokolle helfen Ihnen dabei.

Finden Sie heraus, welche Situationen für Sie besonders gefährlich sind (Risikosituationen). Möglicherweise reißen Sie häufig beim Telefonieren, wenn Sie dabei auf dem Sofa liegen (aber nicht, wenn Sie dabei umherlaufen). Oder aber das Reißen tritt häufig auf, wenn Sie in Ihrem Lieblingssessel mit Ihrem Smartphone im Internet surfen (aber nicht bei der Computerarbeit an Ihrem Schreibtisch). Vielleicht führt ein besonders spannender Film dazu, dass Sie ganz automatisch das erste Haar ausreißen, weil Sie abgelenkt sind. Auch ein langweiliger Film könnte die Gefahr des Reißens erhöhen (vgl. Tabelle 1).

Identifizieren Sie auch die Situationen, in denen Sie besonders gut geschützt sind, d. h. in denen es nie oder kaum zum Reißen kommt (vgl. Tabelle 1). Bei den meisten Menschen gehören dazu Situationen, in denen andere Menschen anwesend sind, die uns beobachten könnten. Schutz kann auch eine Tätigkeit bieten, für die Sie beide Hände benutzen (z. B. Stricken).

Arbeitsblatt:
Protokollbogen zum Haareausreißen **2**

Wochentag/Datum	Freitag, 13.2.15
Beginn der Episode (Uhrzeit)	19:15
Ende der Episode (Uhrzeit)	19:32
Ort	Sofa
Tätigkeit	Telefonieren
Stärke des Drangs (0–10)*	8
Bewusstseinsgrad (0–10)*	10
Gefühle	Wut, Enttäuschung
Gedanken	Ich muss zur Ruhe kommen, sonst platze ich!
Körperliche Empfindungen	Kribbeln, Muskelanspannung
Wille zu widerstehen (0–10)*	4
Eingesetzte Strategie(n)	auf die rechte Hand gesetzt
Wie hilfreich war(en) die Strategie(n)? (0–10)*	6 (ohne die Strategie hätte ich mehr gerissen)
Zahl ausgerissener Haare	17
Betroffene Körperstelle(n)	hinter dem rechten Ohr, rechte Schläfe
Kommentare/besondere Beobachtungen	total blödes Telefongespräch, ich war vorher schon aufgeregt

Anmerkung: * 0 = minimal und 10 = maximal

Abbildung 4: Beispiel – Auszug aus dem Protokollbogen

Tabelle 1: Mögliche Risikosituationen und Situationen, in denen es eher selten zum Haareausreißen kommt

Vorsicht! Mögliche Risikosituationen	Sicherheit schaffen! Situationen, in denen Sie besonders gut geschützt sind
– bei nachdenklichen, ruhigen oder belastenden Tätigkeiten – an vertrauten Orten, wo Sie ungestört und unbeobachtet sind – bei Verfügbarkeit von Hilfsmitteln (Pinzetten, Taschenspiegeln o. Ä.) – bei der Körperpflege	– durch die Anwesenheit anderer – durch Tätigkeiten, die beide Hände beanspruchen

Es ist schwer eine Gewohnheit aufzugeben, die einen schon seit Jahren begleitet und die einem vorübergehend ein besseres Gefühl verschafft. Viele Menschen haben bereits gemerkt wie schwer es ist, sich das Knabbern vor dem Fernseher, das Fingernägelkauen oder Rauchen abzugewöhnen. Gerade am Anfang ist der Drang sich eine Zigarette anzuzünden oder an den Nägeln zu kauen – auch bei noch so guten Vorsätzen – sehr stark. Psychologen empfehlen daher besonders in der Anfangsphase den Einsatz von *Stimuluskontrolltechniken*. Das Wort hört sich kompliziert an, es ist aber ganz simpel. Stimuluskontrolle bedeutet nichts anderes als Vorsichtsmaßnahmen zu treffen, also z. B. Zigaretten wegzuschließen und sich in der Pause nicht mehr zu den rauchenden Kollegen zu stellen, wenn man nicht mehr rauchen möchte. Oder keine Schokolade mehr im Haus zu haben, wenn man seinen Schokoladenkonsum reduzieren will. Genauso wie der Anblick der vollen Zigarettenschachtel beim Raucher den Wunsch auslöst, eine Zigarette zu rauchen, kann der Anblick der Haare im Spiegel den Wunsch zum Reißen auslösen. Schützen Sie sich und treffen Sie Vorsichtsmaßnahmen! Das heißt: Nehmen Sie Veränderungen vor und blockieren Sie die Auslöser des Reißens.

Wenn Sie beispielsweise besonders häufig beim Fernsehen reißen ohne es zu merken, dann kann es hilfreich sein, nur noch mit einem sog. Koosh-Ball (kleiner Fransenball) oder einem Knetsäckchen in den Händen fernzusehen. Damit sind Ihre Hände beschäftigt und werden nicht so leicht aus reiner Gewohnheit in Ihren Haaren landen. Da die Auslöser für die Betroffenen sehr unterschiedlich sein können, müssen Sie selbst kreativ werden, um etwas zu finden, dass Ihnen in den verschiedenen Risikosituationen helfen kann. Probieren Sie verschiedene Dinge aus und behalten Sie die Strategien bei, die Ihnen weiterhelfen. Wir stellen Ihnen im Merkkasten verschiedene Möglichkeiten vor. Probieren Sie aus, was Ihnen helfen könnte. Verändern Sie die Methoden oder denken Sie sich selbst etwas ganz anderes aus. Ihrer Phantasie sind keine Grenzen gesetzt! Es geht an dieser Stelle darum, sich mithilfe der Stimuluskontrolle in den typischen Risikosituationen zu schützen und gewohnte Routinen rund um das Haareausreißen aufzubrechen.

Beispiele für Sicherheitsstrategien (Stimuluskontrolltechniken)

- Kopfbedeckung (Kopftuch, Mütze etc.) bzw. lange, eng anliegende Kleidung tragen
- Augenbrauen und Wimpern einfetten/-cremen
- Dünne Baumwollhandschuhe tragen
- Fingerspitzen mit Pflaster umkleben/einfetten bzw. -cremen
- Fingernägel besonders lang oder kurz tragen
- Hilfsmittel (Pinzetten, Taschenspiegel) wegschließen
- Spiegel abhängen, Licht dimmen
- Vergrößerungs-/Kosmetikspiegel entfernen
- Hände beschäftigt halten (z. B. durch Handarbeit, Fransenball)
- Hände in die Hosentasche stecken
- Auf die Hände setzen oder legen
- Sich im Blickfeld anderer Personen aufhalten, die Zimmertür offen stehen lassen
- Sich in Gemeinschaftsräume begeben/dort aufhalten
- Tätigkeit an einem anderen Ort ausüben (z. B. beim Fernsehen auf einem Stuhl statt auf dem Sofa sitzen)
- Abfolge von Tätigkeiten absichtlich variieren (z. B. Abendroutine verändern)

Es ist gar nicht so einfach, über die Anfangszeit hinaus konsequent am Ball zu bleiben, d. h. die Schutzmaßnahmen zielstrebig, ausdauernd und beharrlich beizubehalten. Ähnlich wie bei einer Diät ist es allerdings enorm wichtig und entscheidend für den Erfolg, dass man konsequent bleibt. Stellen Sie sich dafür die Vorbereitung auf einen Marathon vor: Regelmäßiges, d. h.

tägliches Training ist entscheidend, damit einem nicht auf halber Strecke die Puste ausgeht. Wenn ich nur ab und zu ein intensives Training absolviere, führt das nicht zum Ziel, weil bei einem unregelmäßigen Training keine stabile Ausdauerleistung aufgebaut werden kann. Das hört sich jetzt wahrscheinlich mächtig anstrengend an und Sie überlegen vielleicht, ob es das wert ist, ein Leben in Plackerei zu führen. Bestimmt nicht! Aber fragen Sie mal einen Marathonläufer: Wenn man erst einmal soweit fit geworden ist, fällt einem das regelmäßige Training nicht mehr schwer. Es gehört dann zur Routine und ist ein fester Bestandteil des eigenen Wohlbefindens geworden. Je länger Sie also konsequent am Ball bleiben, desto leichter wird es Ihnen fallen.

Zusätzlich können und sollten Sie sich kleine Motivationshilfen im Alltag schaffen. Belohnen Sie sich für jedes Haar, das Sie nicht gerissen haben, und für jede Schutzmaßnahme, die Sie eingesetzt haben, um sich vom Haareausreißen abzuhalten. Bauen Sie Ihre Tagesroutine so um, dass an jedem Tag ein bisschen Zeit dafür eingeplant ist, dass Sie etwas Schönes unternehmen und erleben können. Überlegen Sie sich, wie viel Zeit das Haareausreißen bei Ihnen pro Tag in Anspruch genommen hat: Dieselbe Menge an Zeit sollten Sie sich für andere schöne Dinge im Alltag nehmen. Machen Sie dem Haareausreißen Konkurrenz indem Sie Dinge, die Ihnen gut tun und die Ihr Wohlbefinden steigern, fest in Ihren Alltag einplanen!

Beispiele für angenehme Aktivitäten

- Handarbeiten (Stricken, Bänderknüpfen o. Ä.)
- Blumen pflanzen
- Mit Freunden zum Kaffee verabreden
- In Ruhe Zeitung lesen
- Musik auflegen und tanzen
- Cappuccino beim Italiener schlürfen
- Joggen gehen
- Tiere beobachten
- Etwas Besonderes kochen
- Eine Fahrradtour machen
- Fotografieren
- Etwas Aufregendes unternehmen
- Eine neue Gegend erkunden

- Malen nach Zahlen
- In die warme Badewanne legen
- Jemandem ein Geschenk, eine Überraschung oder eine Freude machen

Vielleicht fangen Sie auch an, eine besondere Form des Tagebuchs zu führen. Kaufen Sie sich ein schönes Notizbuch und notieren Sie sich jeden Tag drei Alltagsdinge, die Ihnen an diesem Tag gut gefallen und gut getan haben. Gehen Sie aufmerksam durch Ihren Alltag und achten Sie auf die schönen Momente und die unscheinbaren Kleinigkeiten, die Ihnen gut tun. So werden Sie im Lauf der Zeit Ihre ganz persönliche Sammlung von alltäglichen Kostbarkeiten gewinnen, die Ihnen den Verzicht auf das Haareausreißen entscheidend erleichtern wird.

Mögliche Eintragungen
im Notizbuch „Alle guten Dinge sind 3!" – Beispiele

- Mittagspause draußen in der Sonne
- Frische Brötchen
- Ein nettes Gespräch mit dem Nachbarn
- Blumen vom Markt
- Regenluft
- Etwas aus dem Feinkost-Laden
- Ein guter Witz/Cartoon
- Ein Gedicht/ein Lied
- Ein Lächeln
- Ein Erfolgserlebnis
- Kaffeeduft
- Vogelgezwitscher
- Ein Stückchen Schokolade

Die Stimuluskontrolle (Schutzmaßnahme) ist der Einstieg in die Problemlösung. Langfristig möchten Sie aber bestimmt lernen, auch ohne Schutzanzug standhaft zu bleiben. Dieser Schritt ist etwas für Fortgeschrittene!

Zuerst muss die Gewohnheit des Haareausreißens gründlich aufgelöst werden. Darauf aufbauend kann man dann Schritt für Schritt die Schutzmaßnahmen lockern und sozusagen „ohne Schwimmflügel schwimmen" bzw. „ohne Stützräder Fahrrad fahren" lernen.

3.2 Was sollte ich rund um eine professionelle Behandlung wissen?

Wenn Sie bemerken, dass Sie alleine nicht vorankommen, wenn Sie den Drang zu Reißen kaum kontrollieren können und dadurch in Ihrem Alltag immer stärker beeinträchtigt sind, empfehlen wir Ihnen sich psychotherapeutische Hilfe zu suchen. Hilfe finden Sie in den Praxen niedergelassener Psychotherapeuten, in Ambulanzen und in Krankenhäusern für psychisch kranke Menschen. Psychotherapeuten diagnostizieren und behandeln psychische Erkrankungen. Psychologische Psychotherapeuten haben nach einem Psychologiestudium an einer Universität eine mehrjährige, staatlich geregelte psychotherapeutische Weiterbildung abgeschlossen. Nach einer staatlichen Prüfung erhalten sie die Berechtigung als Psychotherapeuten zu arbeiten. Bei psychischen Erkrankungen können Sie sich auch an einen Arzt wenden. Fachärzte für Psychiatrie und Psychotherapie sowie Fachärzte für Psychosomatische Medizin und Psychotherapie haben nach dem Medizinstudium eine Weiterbildung für die Behandlung psychisch kranker Menschen abgeschlossen. Sie können Psychotherapien durchführen und Medikamente verordnen.

Auch Heilpraktiker bieten ihre Hilfe an. Anders als psychologische oder ärztliche Psychotherapeuten verfügen Heilpraktiker allerdings über keine Approbation (staatliche Zulassung zur Berufsausübung als Arzt oder Psychotherapeut), da sie keine langjährige, staatlich anerkannte Ausbildung für die Behandlung psychisch kranker Menschen absolvieren. Die Berufsbezeichnung „Psychotherapeut" ist staatlich geschützt und darf von Heilpraktikern nicht geführt werden. Deshalb stoßen Sie hier häufig auf Bezeichnungen wie „Praxis für Psychotherapie (HPG)" oder „Heilpraktiker für Psychotherapie". Die Kosten für eine Behandlung durch einen Heilpraktiker werden von den gesetzlichen Krankenkassen in der Regel nicht übernommen.

Ist eine Behandlung in einem Krankenhaus für Psychiatrie oder Psychosomatik sinnvoll bzw. notwendig?

In der Regel ist eine ambulante Behandlung bei Trichotillomanie ausreichend. Der Vorteil einer ambulanten Behandlung besteht darin, dass Sie nicht aus Ihrem gewohnten Umfeld herausgerissen werden und Ihre beruflichen und privaten Aktivitäten weiter fortsetzen können. Außerdem können Sie das Gelernte direkt in Ihrem persönlichen Umfeld umsetzen.

Wenn Sie jedoch zusätzlich zur Trichotillomanie unter weiteren psychischen Erkrankungen leiden, z. B. eine schwere depressive Symptomatik aufweisen, dann kann eine stationäre Behandlung in einer Klinik notwendig sein. Und wenn Sie in Ihrem privaten oder beruflichen Umfeld schweren Belastungen ausgesetzt sind, kann es sinnvoll sein, dass Sie zunächst einmal ein wenig Ruhe und Abstand von Ihrem Alltag gewinnen. Das ist in einer Klinik möglich. Bedenken Sie aber, dass Sie nach der stationären Behandlung wieder mit den alltäglichen Belastungen umgehen müssen und dass die in der Klinik erreichten Verbesserungen oft noch nicht stabil sind. Deshalb sollte an den Klinikaufenthalt in der Regel eine ambulante Weiterbehandlung anschließen. Da es lange Wartezeiten auf einen ambulanten Behandlungsplatz geben kann, sollten Sie sich darum bereits vor Ihrem Klinikaufenthalt bemühen.

Wie finde ich einen geeigneten Psychotherapeuten?

Mit etwas Glück finden Sie in Ihrer Nähe einen Psychotherapeuten, der sich mit der Behandlung einer Trichotillomanie oder einer anderen Impulskontrollstörung bereits auskennt. Erkundigen Sie sich bei Ihrer Krankenkasse oder informieren Sie sich bei der Infostelle Trichotillomanie (Kontaktadresse im Anhang, vgl. Seite 58) über erfahrene Psychotherapeuten in Ihrer Umgebung. Über die Internetseiten der Psychotherapeutenkammern oder Kassenärztlichen Vereinigung gelangen Sie ebenfalls an Adressen von niedergelassenen Psychotherapeuten. Sie können sich auch über verschiedene Seiten im Internet informieren (z. B. www.therapie.de). Dort können Sie erfahren, auf welche Erkrankungen sich die Psychotherapeuten spezialisiert haben und mit welchen Wartezeiten Sie rechnen müssen. Bei der Bundespsychotherapeutenkammer (BPtK; Kontaktadresse im Anhang, vgl. Seite 58) können Sie eine kostenlose Broschüre („Wege zur Psychotherapie") anfordern, die alle wichtigen Informationen rund um das Thema Psychotherapie enthält.

Wenn Sie Schwierigkeiten haben, einen Psychotherapeuten zu finden, der Ihnen in absehbarer Zeit einen Therapieplatz zur Verfügung stellen kann, wenden Sie sich auch an Ihre Krankenversicherung und bitten Sie dort um Adressen von Psychotherapeuten, die noch Patienten annehmen. Für Psychotherapeuten, die sich noch nicht mit einer Trichotillomanie auskennen, steht mittlerweile ausreichend Fachliteratur für eine fachgerechte Behandlung zur Verfügung (Literaturempfehlungen im Anhang, vgl. Seite 57). Sie können deshalb auch einen Psychotherapeuten aufsuchen, der zwar in diesem speziellen Bereich noch keine Erfahrung hat, aber bereit ist, sich in das Thema Trichotillomanie einzuarbeiten.

Hüten Sie sich vor Anbietern, die Ihnen nicht erklären können oder wollen, wie sie in der Therapie vorgehen werden. Eine Aufklärung über den Behandlungsplan ist eine notwendige Voraussetzung für eine vertrauensvolle und erfolgreiche Zusammenarbeit. Ihr Therapeut sollte Sie darüber informieren, welche Ziele mit welchen Behandlungsmethoden erreicht werden sollen. Es sollte einen Behandlungsplan geben, der individuell auf Ihre Symptomatik, deren Entstehung und Ihre persönliche Lebenssituation abgestimmt ist.

Seien Sie skeptisch, wenn jemand Ihnen übertriebene Versprechungen macht oder Ihnen vermittelt, dass nur er Ihnen helfen kann. Es muss für Sie möglich sein, kritische Nachfragen zu stellen. Jemandem, der sich Ihnen als dauerhafter (Lebens-)Begleiter anbietet, sollten Sie ebenfalls kritisch gegenüberstehen. Ein professioneller Therapeut bietet Ihnen Unterstützung bei der Problembewältigung auf Zeit an. Er arbeitet mit Ihnen nicht länger als notwendig. Eine erfolgreiche Therapie macht den regelmäßigen Kontakt zum Therapeuten schließlich überflüssig, sodass Sie so bald wie möglich wieder auf eigenen Beinen stehen und Ihr Leben selbstständig in die Hand nehmen.

Sind Medikamente sinnvoll bzw. notwendig?

Mithilfe von Psychopharmaka, das sind Medikamente, die auf das zentrale Nervensystem wirken, lassen sich z. B. Depressionen, Angst- oder Spannungszustände lindern. Für die Behandlung der Trichotillomanie gibt es keine speziellen Medikamente. Untersuchungen haben jedoch gezeigt, dass eine Gruppe von Medikamenten, die sogenannten Serotonin-Wiederaufnahmehemmer (SSRI), auch bei der Behandlung von Trichotillomanie erfolgreich eingesetzt werden kann. Leider wirken diese Medikamente nicht bei jedem Betroffenen. Manchmal sind auch die Nebenwirkungen dieser Medikamente so stark, dass sie wieder abgesetzt werden müssen. Wie bei vielen psychischen Erkrankungen ist auch bei der Trichotillomanie eine Psychotherapie wirksamer als eine rein medikamentöse Behandlung. Dies gilt besonders, wenn man den langfristigen Erfolg betrachtet, weil die Symptome ohne zusätzliche Psychotherapie nach dem Absetzten der Medikamente zurückkehren können. Manchmal ist eine Kombination aus Psychotherapie und Medikamenten erforderlich, z. B. wenn Ihre Symptomatik sehr quälend ist oder Sie noch unter weiteren psychischen Erkrankungen leiden. Ansprechpartner für die Verordnung von Medikamenten ist ihr Hausarzt oder besser noch ein Facharzt für Psychiatrie.

3.3   Wie sieht eine psychotherapeutische Behandlung aus?

Bisher ist die Kognitive Verhaltenstherapie die einzige Psychotherapiemethode, deren Wirksamkeit bei Trichotillomanie wissenschaftlich nachgewiesen wurde. Deshalb werden wir hier den groben Ablauf und die Behandlungsstrategien einer Kognitiven Verhaltenstherapie vorstellen. Da aber jeder Mensch einzigartig ist und jede Trichotillomanie ein bisschen anders ist, werden die Behandlungsschritte, die wir Ihnen hier darstellen, in der Einzelfallbehandlung nicht immer gleich sein. Wenn Ihr Therapeut während der Diagnostik feststellt, dass noch andere psychische Beeinträchtigungen, z. B. eine Depression, vorliegen, wird er dies in der Behandlungsplanung berücksichtigen und die Behandlungsschritte entsprechend anpassen.

Eine Kognitive Verhaltenstherapie umfasst bei einer Trichotillomanie im Wesentlichen vier Bausteine:

Bausteine der Therapie

1. Die Therapievorbereitung bestehend aus einer sorgfältigen Diagnostik, der Aufklärung über die Erkrankung und Behandlungsmöglichkeiten sowie der Festlegung von Therapiezielen.

---

2. Das Erlernen von Kontrollmöglichkeiten über das Haareausreißen mithilfe eines Aufmerksamkeitstrainings, dem Einsatz von Schutzmaßnahmen (Stimuluskontrolle), einem Training zur Muskelanspannung (Habit Reversal-Training) und dem Einsatz hilfreicher Ersatztätigkeiten.
3. Der Abbau des Drangs zum Haareausreißen durch ein Stressmanagementtraining und der Förderung einer hilfreichen Sichtweise zur Bewältigung von alltäglichen Belastungen.
4. Die Rückfallvorbeugung durch eine realistische Einschätzung des Rückfallrisikos, der Entwicklung eines Frühwarnsystems und einen sinnvollen Umgang mit Rückschlägen.

3.3.1 Diagnostik, Information und Zielsetzung

Diagnostik

Am Beginn jeder professionellen Behandlung steht die Diagnose. Die Therapeutin, die Sie aufsuchen, wird zunächst einmal feststellen, ob Sie tatsächlich an Trichotillomanie leiden oder an einer anderen psychischen Erkrankung. Dafür wird sie Ihnen zunächst einmal in einem Gespräch (diagnostisches Interview) Fragen rund um Ihre Symptomatik stellen. Eine korrekte Diagnose und die genaue Erfassung von zusätzlich vorliegenden Erkrankungen oder Belastungen ist die Voraussetzung für eine erfolgreiche Therapie. Hier ist es wichtig, dass Sie sich bemühen, alle Fragen so ehrlich wie möglich zu beantworten. Ungenaue Auskünfte verzerren das diagnostische Bild und beeinträchtigen die anschließende Behandlung.

Ihre Therapeutin nutzt vielleicht auch einen Fragebogen, bei dem Sie als Betroffene angeben, wie häufig Sie den Drang zum Haareausreißen verspüren, wie intensiv Sie diesen Drang empfinden, inwieweit Sie den Drang kontrollieren können, wie häufig Sie Haare reißen und wie sehr Sie unter der Symptomatik leiden. Je höher der Wert ist, den Sie in diesem Fragebogen erzielen, desto stärker ist die Symptomatik bei Ihnen ausgeprägt. Im Verlauf der Behandlung können Sie mithilfe dieses Fragebogens immer wieder prüfen, in wie weit sich Ihre Symptomatik gebessert hat.

Wenn Sie noch nicht mit dem Führen von Selbstbeobachtungsprotokollen begonnen haben, wird Ihre Therapeutin Sie dabei unterstützen und Ihnen Arbeitsblätter dafür zur Verfügung stellen können. Denken Sie daran, Trichotillomanie ist grundsätzlich heilbar. Und selbst in schweren Fällen kann das Reißen deutlich reduziert werden. Dafür müssen Sie allerdings konsequent an einer Veränderung arbeiten, auch außerhalb der Therapiesitzungen in Ihrem persönlichen Alltag. Gerade am Anfang werden Sie häufig damit zu kämpfen haben, dass Sie sich ohne das Haareausreißen nicht wohl fühlen und unangenehme Empfindungen vorübergehend stärker sind. Jede Verhaltensänderung erfordert Anstrengung, Zeit und Geduld. Die gute Nachricht ist, dass die Energie und der Aufwand, die für eine Veränderung nötig sind, geringer werden, je länger die Phasen ohne zu reißen andauern.

Aufklärung über die eigene Erkrankung und Behandlungsmöglichkeiten

Der Diagnose folgt die Aufklärung. Wenn Sie diesen Ratgeber gelesen haben und sich vielleicht auch schon an anderer Stelle über die Erkrankung informiert haben, haben Sie bereits einen guten Überblick. Es ist auch Aufgabe Ihrer Therapeutin, Sie möglichst genau über Ihre Erkrankung und die Behandlungsmöglichkeiten mit allen Vor- und Nachteilen aufzuklären. Auch wenn Sie bereits einiges gelesen haben, nutzen Sie die Gelegenheit, sich noch einmal sorgfältig über Ihre Erkrankung zu informieren. Ihre Therapeutin kann Ihnen nicht nur Fragen über die Erkrankung im Allgemeinen beantworten, sondern auch Ihre ganz persönliche Situation berücksichtigen. Sie wird mit Ihnen u. a. erarbeiten, warum Sie das Haareausreißen so hartnäckig begleitet und welche Möglichkeiten es gibt, Ihren persönlichen Teufelskreis zu durchbrechen. Fragen Sie genau nach und informieren Sie sich umfassend, nur so werden Sie zum Experten für Ihre eigene Erkrankung.

Festlegung von Therapiezielen

Wenn Sie gemeinsam mit Ihrer Therapeutin herausgefunden haben, wie sich das Reißen der Haare bei Ihnen entwickelt hat und welche Faktoren dazu beitragen, dass es Ihnen so schwer fällt, darauf zu verzichten, haben Sie bereits einen wichtigen ersten Schritt zur Lösung des Problems gemacht. Sie verstehen nun, welche Rolle Ihre persönlichen Erfahrungen, Ihre Lebensgeschichte und Ihre aktuelle Lebenssituation sowie die angenehmen Seiten des Haareausreißens dabei spielen, dass Sie das Reißen immer wieder einsetzen, um sich Entlastung zu verschaffen. Sie wissen nun auch, dass Sie keine „Schuld" an Ihrer Erkrankung tragen. Es gibt nachvollziehbare und sehr menschliche Gründe, die zur Entstehung Ihres Problemverhaltens geführt haben. Eine Veränderung ist grundsätzlich möglich. Sie können die Bedingungen verändern, die immer wieder dazu führen, dass Sie sich die Haare ausreißen. Ihre Aufgabe ist es, nun die Verantwortung für diese Veränderung zu übernehmen. Sie entscheiden selbst, wie viel Sie verändern möchten. Vielleicht ist es Ihr Ziel, komplett auf das Reißen zu verzichten, vielleicht wollen Sie es „nur" besser kontrollieren können und weniger reißen. Ihre persönliche Bereitschaft, sich aktiv und engagiert am therapeutischen Prozess zu beteiligen, ist die entscheidende Voraussetzung für eine erfolgreiche (und dauerhafte) Veränderung. Ihre Therapeutin wird Sie bei Ihrer Arbeit zum Erreichen Ihres selbst gesteckten Ziels anleiten und unterstützen.

3.3.2 Kontrolle über das Verhalten zurückgewinnen

Die Therapie beginnt mit der gezielten Veränderung von Bedingungen, die das Haareausreißen begünstigen. Zu Beginn ist es hilfreich, bewusst Situationen zu schaffen, in denen Sie vor dem Reißen gut geschützt sind, wie z. B. die Gesellschaft anderer zu suchen. Situationen, in denen Sie besonders gefährdet sind, sollten Sie vorübergehend vermeiden, also z. B. nicht vor dem Fernseher sitzen bleiben, wenn Sie sich dort langweilen oder unruhig werden, und auch nicht mit bloßen Fingern in die Haare greifen, falls Sie das zum Reißen anregt. Dieses Prinzip der *Stimuluskontrolle,* das gezielte Herstellen von schützenden Bedingungen, haben wir schon in Kapitel 3.1 vorgestellt.

Wenn Sie automatisch, fast wie in Trance Ihre Haare ausreißen, ist die Verbesserung der *Aufmerksamkeit für das Reißen* ein wichtiger Schritt in der Behandlung. Sie werden lernen, die Empfindungen und Tätigkeiten, die dem Reißen unmittelbar vorangehen (Frühwarnsignale), bewusst wahrzunehmen. Was passiert bevor Ihre Hände fast unbemerkt zu Ihren Haaren wandern? Sind Sie besonders angespannt oder langweilen Sie sich vielleicht? Schaffen Sie zusätzlich Hürden, die das automatische Reißen verhindern. Tragen Sie z. B. ein Kopftuch, mit dem Sie Ihre Haare bedecken oder dünne Baumwollhandschuhe, die es Ihnen schwer machen, einzelne Haare zu greifen.

Merke:

Am besten bekämpft man erneutes Haareausreißen so frühzeitig wie möglich, also bereits bevor man das erste Haar in der Hand hat. Der Drang zum Reißen ist nämlich wie eine Welle. Zu Beginn und am Ende ist eine Welle harmlos. Aber in dem Moment, in dem sie bricht, besitzt sie eine ungeheure Kraft, sodass man nur schwer standhalten kann. Das Haareausreißen abzubrechen, nachdem man bereits angefangen hat zu reißen, erfordert eine nahezu übermenschliche Widerstandskraft, und gelingt selten. Es ist also viel erfolgversprechender und Kraft sparender bereits bei den ersten persönlichen Frühwarnsignalen vorbeugende Maßnahmen zu ergreifen, als zu versuchen, das Haareausreißen mittendrin zu unterbrechen.

Eine häufig eingesetzte Methode, um einen wiederkehrenden Drang zu bekämpfen und aufzulösen, ist das sogenannte *Habit Reversal-Training*. Man könnte es als Methode zur „Umkehrung von Gewohnheiten" ins Deutsche übersetzen. In diesem Training werden Sie lernen, bei den ersten Frühwarnsignalen für einen Drang zum Reißen Ihre Muskeln so anzuspannen, dass das Ausreißen von Haaren unmöglich ist. Geeignet sind dazu alle Haltungen oder Bewegungen, bei denen Sie Hände und Unterarme anspannen. Durch die Anspannung der Muskeln kann körperliche Anspannung abgebaut werden, ähnlich wie bei der Progressiven Muskelentspannung nach Jacobsen, die eine wirksame Entspannungsmethode ist. Der Drang zum Reißen wird mit der Zeit langsam nachlassen. Alle paar Minuten unterbrechen Sie die Anspannung für einen kurzen Moment, um Ihre Muskeln zu lockern. In der Anfangszeit des Trainings kann ein leichter Muskelkater auftreten, der Ihnen anzeigt, dass Sie Muskeln trainieren, die Ihnen beim Widerstand gegen das Haareausreißen helfen. Um einen nachhaltigen Effekt zu erzielen, sollten Sie diese Übungen regelmäßig, also mehrmals täglich und bei jedem aufkommenden Drang zum Reißen, durchführen.

Beispielübung aus dem Habit Reversal-Training

Ballen Sie Ihre Hände zu Fäusten. Spannen Sie dabei die Hand-, Unterarm- und Oberarmmuskulatur an. Winkeln Sie die Unterarme an, sodass sich Ihre Fäuste vor dem Bauch berühren. Pressen Sie Ihre Fäuste fest gegeneinander. Halten Sie diese Muskelanspannung über mehrere Minuten. Wenn der Drang zum Reißen weiter anhält, wiederholen Sie die Übung. Lockern Sie zwischendurch Ihre Muskeln.

Übungen, die Sie unauffällig auch in der Öffentlichkeit anwenden können

– Ballen Sie Ihre Fäuste in Hosen- oder Jackentaschen.
– Verschränken Sie die Arme, umfassen Sie dabei Ihre Oberarme fest mit den Händen. Spannen Sie auch Ihre Armmuskulatur fest an.
– Falten Sie Ihre Hände und spannen Sie dabei die Muskeln an.
– Umfassen Sie mit beiden Händen fest einen Stift, ein Buch oder die Armlehnen Ihres Stuhls.

Um das angenehme und entspannende Gefühl zu erhalten, dass Ihnen bislang das Reißen verschafft hat, können Sie auf hilfreiche *Ersatztätigkeiten* zurückgreifen. Jeder Mensch empfindet dabei etwas anderes als angenehm und entspannend. Seien Sie kreativ und finden Sie Tätigkeiten, die Ihnen einen guten Ersatz bieten.

Hilfreiche Ersatztätigkeiten – Wie Sie die Beschäftigung mit den Haaren ersetzen können

– Beschäftigen Sie Ihre Hände mit rauen oder weichen Stoffen, Handschmeichlern, Massagebällen oder einem Koosh-Ball (das ist ein Gummiball mit vielen Gummifransen, an denen man ziehen kann).
– Flechten Sie Fäden, verbiegen Sie Büroklammern oder lassen Sie kleine Gummibänder an Ihrem Handgelenk flitschen.
– Massieren Sie die Stellen, an denen Sie reißen mit einem Massageball oder bürsten Sie kräftig Ihre Haare. (Achtung: Nicht direkt mit den Fingern in die Haare greifen, das könnte Sie zum Reißen verleiten!)

- Wenn Sie die Haare auch zerbeißen oder essen: Lutschen Sie ein scharfes Bonbon, kauen Sie Kaugummi, knabbern Sie Gemüse oder trockene Nudeln.

3.3.3 Stressquellen reduzieren und Belastungen bewältigen

Trotz erster Erfolge während der Therapie sind die meisten Betroffenen weiterhin gefährdet, unter Stress und Belastungen rückfällig zu werden. Es bedarf einer langfristig erfolgreichen Lösung: Sie sollten die Fähigkeit aufbauen, Belastungen und unangenehme Gefühle grundlegend zu bewältigen. Dazu müssen die grundsätzlichen Bedingungen des Haareausreißens erkannt und schrittweise abgebaut werden. Was trägt in meinem Leben dazu bei, dass der Drang zum Reißen immer wieder auftritt? Stabile Veränderungen lassen sich durch eine Verbesserung des Umgangs mit Stress und Belastungsfaktoren erreichen.

Stressmanagement

Stress ist Ansichtssache. Menschen sind sehr unterschiedlich, wenn es darum geht, was sie als Stress empfinden und wie sie darauf reagieren. Für manche ist Heavy-Metal-Musik eine Zumutung, andere können gar nicht genug davon bekommen. Der eine fordert lautstark seine Rechte ein, der andere hält lieber den Mund und riskiert keinen Konflikt mit anderen. Ein solcher Unterschied im Stressempfinden und im Umgang mit Stress besteht aber nicht nur zwischen verschiedenen Menschen. Dasselbe Ereignis kann selbst bei ein und demselben Menschen je nach Situation mal Stress auslösen und mal als harmlos oder sogar hilfreich empfunden werden. So wird das Gespräch Ihrer Kolleginnen im Büro Sie vermutlich stören, wenn Sie gerade unter Zeitdruck eine anspruchsvolle Aufgabe bearbeiten müssen. Wenn Sie allerdings gerade damit beschäftigt sind Ihren Schreibtisch aufzuräumen, ist das Gespräch der Kollegen möglicherweise eine willkommene Abwechslung. Wenn Sie Ihre Trichotillomanie langfristig überwinden möchten, dann sollten Sie zunächst einmal herausfinden, in welcher Form sich Stress und Belastungen in Ihrem Leben zeigen.

> ### Anzeichen für übermäßigen Stress können sein, wenn Sie ...
>
> ... eine dauernde innere Unruhe verspüren.
>
> ... häufig gereizt reagieren.
>
> ... sich oft überfordert fühlen.
>
> ... zu viel oder zu wenig essen und trinken.
>
> ... weniger Interesse an anderen Menschen haben.
>
> ... Ihre Hobbys vernachlässigen.
>
> ... mehr Alkohol trinken oder mehr rauchen.
>
> ... unter Kopfschmerzen leiden.
>
> ... sich „dünnhäutig" fühlen, schneller als sonst weinen müssen.
>
> ... häufig müde und schlapp sind.
>
> ... nicht mehr gut schlafen.
>
> ... sich über fast nichts mehr freuen können.
>
> ... vergesslicher geworden sind.
>
> ... zunehmend häufiger und mehr Haare ausreißen.

Finden Sie heraus, welche Empfindungen bei Ihnen mit Stress verbunden sind und kommen Sie Ihren ganz persönlichen Stressquellen auf die Spur. Ihre Therapeutin wird Ihnen dabei helfen, Ihre typischen Stressauslöser im beruflichen Alltag und im Umgang mit Freunden, Partner und Familie aufzudecken. Und sie wird gemeinsam mit Ihnen überlegen, wie Sie die typischen Stressquellen reduzieren können, z. B. durch ein ausgeglichenes Verhältnis von Arbeit und Erholung, durch eine bessere Zeit- und Arbeitseinteilung oder auch in dem Sie sich Unterstützung durch Ihre Mitmenschen verschaffen. Vielleicht lesen Sie auch ein Buch, das Ihnen Schritt für Schritt erklärt, wie Sie besser mit Stress umgehen (Literaturempfehlung im Anhang, vgl. Seite 57). Es wird entscheidend sein, dass Sie neue Wege im Umgang mit Stress und Belastungen gehen, um auf das Haareausreißen dauerhaft verzichten zu können.

- Vermindern Sie Stressquellen, auf die Sie selbst Einfluss haben.
- Setzen Sie sich und anderen klare Grenzen.
- Organisieren Sie Ihren Arbeitsalltag.
- Überprüfen Sie Ihre Erwartungshaltung.
- Setzen Sie sich erreichbare Ziele.
- Lernen Sie aus einer Mücke keinen Elefanten zu machen.
- Lernen Sie „Nein" zu sagen.
- Lernen Sie über Ihren Stress und Ihre Probleme mit vertrauenswürdigen Menschen zu sprechen.
- Lernen Sie andere um Unterstützung zu bitten und Hilfe von anderen anzunehmen.

Sport, angenehme Aktivitäten und der regelmäßige Kontakt zu anderen Menschen sollten ihren festen Platz im Alltag haben. Um die Trichotillomanie zu überwinden, ist eine Umgestaltung des Alltags notwendig, sodass ein ausgewogenes Verhältnis zwischen alltäglichen Belastungen und Entspannung gegeben ist.

Durch hilfreiches Denken die Bewältigung von Belastungen fördern

„Nicht die Dinge selbst beunruhigen den Menschen, sondern ihre Vorstellungen von den Dingen", so lautete ein Zitat des Philosophen Epiktet. Unsere Denkmuster können dazu führen, dass sich unangenehme Gefühle und Körperempfindungen verstärken. Im Lauf des Lebens entwickeln wir bestimmte Überzeugungen, Annahmen und Einstellungen, die uns das Leben leichter oder schwerer machen können. Perfektionismus z. B. kann grundsätzlich sinnvoll erscheinen. Wer wäre nicht gern perfekt und könnte alles zur 100 %igen Zufriedenheit erledigen? Da der Mensch aber nicht unfehlbar ist, führt ein solcher Perfektionismus allerdings häufig zu einem Übermaß an Stress, der unsere Leistungsfähigkeit reduziert statt fördert.

Wenn wir erkennen, dass unsere persönliche Sichtweise in der Lage ist, unser Befinden ungünstig zu beeinflussen, dann können wir im Umkehrschluss unser Wohlbefinden zielgerichtet und aktiv über hilfreiche Gedanken verbessern. Dazu müssen wir zunächst herausfinden, welche unserer Ansichten, Einstellungen und Überzeugungen dazu führen, dass wir uns übermäßig schlecht fühlen. Einige von diesen Gedanken sind schlicht falsch oder unrealistisch, andere sind einfach ungünstig, wenn wir die eigene Stimmungslage verbessern wollen. Es gibt viele Gedanken, die fast automatisch auftauchen und zu unangenehmen Gefühlen führen und dann den Drang, sich die Haare auszureißen, verstärken. Ihre Therapeutin wird Sie darin unterstützen, Ihre eigenen Gedanken zu überprüfen und hilfreiche Gedanken zu stärken.

Wenn Sie sich die Haare ausreißen, leiden Sie häufig unter starken Schuldgefühlen und Ihr Selbstbild kann dadurch ganz schön ramponiert werden. Führen Sie sich vor Augen, dass das Reißen der Haare eine von vielen möglichen menschlichen Schwächen ist. Versuchen Sie, auch diese Schwäche zu akzeptieren. Vielleicht können Sie lernen zu denken: „Kein Mensch ist perfekt, jeder hat Schwächen. Meine persönliche Schwäche ist es, bei Stress den Wunsch zu haben, mir Haare auszureißen. Andere Menschen haben andere Schwächen." Weil Sie in Ihrem Leben die Erfahrung gemacht haben, dass Ihnen das Haareausreißen vorübergehend hilft, ist es natürlich schwer darauf zu verzichten. Das gilt für das Reißen genauso wie für viele andere schädliche Angewohnheiten, wie z. B. das Rauchen, das Nägelkauen oder eine ganze Tafel Schokolade zu verschlingen, wenn der Abend auf dem Sofa langweilig ist. Das sind alles keine guten Lösungen für den Umgang mit Anspannung oder Langeweile und Sie können sicherlich einen besseren Umgang damit lernen. Aber das Haareausreißen ist auch kein Grund sich selbst grundsätzlich schlecht zu machen und abzuwerten. Auch wenn Sie manchmal ein Verhalten zeigen, mit dem Sie und andere nicht zufrieden sind, heißt das nicht, dass Sie als Person generell nicht liebenswert oder wertlos sind. Lernen Sie sich selbst als Menschen zu sehen und Ihre Schwächen zu akzeptieren. Wenn Sie gelernt haben, zu Ihren Schwächen zu stehen, dann werden auch andere Ihrem Beispiel folgen.

3.3.4   Vorbeugung und Bewältigung von Rückfällen

Mithilfe wirksamer Therapiemethoden können Sie eine deutliche Einschränkung des Reißens erreichen. Sogar ein völliger Verzicht auf das Reißen ist möglich. Entscheidend für den Erfolg sind letztlich Ihre Motivation und

Ihre Beharrlichkeit. Unter Stress und in Belastungssituationen bleibt die Neigung zum Haareausreißen bei vielen Betroffenen noch längere Zeit bestehen. Deshalb kann es auch weiterhin zu Rückfällen kommen. Je länger Sie es geschafft haben, komplett auf das Reißen zu verzichten und Problemsituationen ohne das Reißen zu bewältigen, desto geringer ist Ihr verbleibendes Rückfallrisiko. Der Drang zum Reißen lässt im Lauf der Zeit immer mehr nach, je länger Sie nicht gerissen haben.

Wenn Sie es bis zum Ende der Therapie geschafft haben, das Reißen vollständig aufzugeben, ist die Prognose günstig, dass Sie auch nach dem Ende der Therapie weiter darauf verzichten können. In jeder Situation, in der Sie den Drang zu reißen verspürt haben und es Ihnen gelungen ist, darauf zu verzichten, haben Sie Ihre Widerstandskräfte gestärkt. Sie reagieren jetzt nicht mehr automatisch mit dem Griff in die Haare, wenn Sie Stress und Anspannung verspüren. Sie haben es gewissermaßen „verlernt", diese ungünstige Strategie zur Stressreduktion anzuwenden. Stattdessen haben Sie neue Bewältigungsstrategien aufgebaut, die Ihnen auch zukünftig in schwierigen Situationen helfen werden, Ihre Probleme ohne das Haareausreißen tatsächlich zu lösen. Wenn Sie das Reißen nicht komplett aufgeben konnten und kontrolliert, d.h. in Maßen weiter reißen, ist die Prognose leider deutlich schlechter, weil Sie weiterhin eine gewisse Verhaltenstendenz haben, in Risikosituationen zu reißen. Bei unerwartet großem Stress wird es Ihnen vermutlich schwerfallen, nicht mit dem gewohnten Reißen zu reagieren. Dies geschieht dann möglicherweise völlig automatisch, ohne dass Sie überhaupt bewusst darüber nachdenken konnten, ob Sie reißen wollen oder nicht.

Das Erfolgsrezept ist das frühzeitige Erkennen der Rückfallgefahr und der Einsatz ausreichender Schutzmaßnahmen. Wenn es trotz allem zu einem Rückfall kommen sollte, dann ist es wichtig, diesen Rückfall nicht als Katastrophe zu deuten oder zu resignieren. Im Gegenteil: Jeder Rückfall kann aktiv genutzt werden, um wichtige Erkenntnisse für die Zukunft zu gewinnen: (1) Welche Bedingungen und Umstände haben bei mir das Risiko für einen Rückfall erhöht? (2) Welche Veränderungen sind jetzt notwendig, um einem zukünftigen Rückfall vorzubeugen? Diese Fragen wird Ihre Therapeutin mit Ihnen während der Therapie und in der Schlussphase genauer bearbeiten.

3.4   Wie kann ich zu meiner Behandlung beitragen?

Offenheit und Ehrlichkeit sind notwendige Voraussetzungen für eine erfolgreiche Behandlung. Auch wenn es schwierig ist, einen Psychotherapieplatz zu finden, überprüfen Sie, ob die Chemie zwischen Ihnen und Ihrer Therapeutin stimmt und Sie bereit sind, sich in der Therapie ehrlich zu öffnen. Sie sollten so viel Vertrauen zu Ihrer Therapeutin aufbauen, dass es Ihnen gelingt, auch heikle und schambesetzte Aspekte Ihrer Problematik offen anzusprechen. Ihre Therapeutin unterliegt der Schweigepflicht und wird ihren Teil dazu beitragen, dass Sie sich in der Therapie sicher und gut aufgehoben fühlen.

Während der Therapiesitzungen werden Sie möglicherweise fest entschlossen sein, das Haareausreißen für immer aufzugeben. Die Therapie findet aber in der Regel nur einmal wöchentlich statt. In den restlichen 167 Stunden einer Woche sind Sie mit dem immer wieder auftretenden Drang zum Haareausreißen allein. Es werden Situationen auftreten, in denen die Erleichterung, die Sie durch das Reißen erleben, wichtiger erscheint als die langfristig negativen Konsequenzen. Dann sinkt Ihr Widerstand gegen das Reißen und es wird schwierig, Ihre Motivation aufrecht zu erhalten. Eine einfache Regel oder Lösung, wie Sie es schaffen, Ihre Motivation auch in schwierigen Situationen stark zu halten, gibt es leider nicht. Sie werden also immer wieder neu kämpfen und sich motivieren müssen.

Deshalb ist es bereits zu Beginn der Therapie hilfreich, sich deutlich vor Augen zu führen, was eine Behandlung und der Verzicht auf das Reißen tatsächlich für Sie persönlich bedeutet. Eine Pro- und Contra-Liste kann Ihnen helfen sich darüber klar zu werden, ob Sie (gerade jetzt) die Anstrengungen der Veränderung auf sich nehmen wollen und können. Denken Sie daran, dass Trichotillomanie grundsätzlich behandelbar ist. Selbst in schweren Fällen kann das Reißen deutlich reduziert werden. Dafür müssen Sie allerdings konsequent an sich arbeiten, auch außerhalb der Therapiesitzungen. Gerade am Anfang werden Sie häufiger unangenehme Empfindungen aushalten müssen, ohne auf das Haareausreißen als Ablenkung zurückzugreifen. Jede Verhaltensänderung erfordert Zeit und Geduld. Mit zunehmenden Fortschritten wird es aber auch leichter.

Eine Therapie, die das Ziel hat, dauerhafte Veränderungen zu erreichen, ist immer Hilfe zur Selbsthilfe. Die Therapie soll Sie dabei unterstützen, selbst die Zügel für Ihr Problem in die Hand zu nehmen. Sinnvolle Veränderungen werden während der Therapiesitzungen gemeinsam erarbeitet und müssen dann von Ihnen in den Alltag übertragen werden. Deshalb liegt der Hauptteil Ihrer Arbeit außerhalb der Therapiesitzungen. Das Bild eines Eisbergs kann Ihnen helfen, sich diese Arbeitsteilung bildlich vor Augen zu führen. Bei einem Eisberg liegt nur die Spitze über der Wasseroberfläche, den Großteil des Eisbergs sehen wir nicht, weil er unter Wasser verborgen ist. Genauso verhält es sich mit Ihren Anstrengungen zur Überwindung des Haareausreißens. Die Arbeit während der Therapiesitzungen ist offensichtlich, aber nur ein kleiner Teil der notwendigen Anstrengungen. Der größte Teil der Arbeit zur Bewältigung Ihrer Trichotillomanie ist auf den ersten Blick nicht sichtbar. Es ist Ihre Bereitschaft, die erlernten Veränderungen konsequent in Ihren Alltag zu übertragen.

Zusammenfassend lässt sich festhalten, dass Sie die Therapie am besten unterstützen können, indem Sie

— offen und ehrlich über sich und Ihre Symptomatik sprechen.
— die Vor- und Nachteile des Haareausreißens und einer Therapie gegeneinander abwägen.

- Verantwortung für Ihre Veränderung übernehmen und sich immer wieder selbst motivieren.
- die Therapiestrategien konsequent in Ihrem Alltag anwenden und auch außerhalb der Therapie an sich arbeiten.

3.5 Wie kann ich als Angehöriger die Behandlung unterstützen?

Angehörige reagieren häufig sehr besorgt, oft auch schockiert, wenn sie bemerken, dass sich ein nahestehender Mensch die eigenen Haare ausreißt. Es ist für sie schwer mitanzusehen. Einige macht es traurig mitzuerleben, wie sich jemand selbst Schaden zufügt, andere macht es wütend oder auch beides. Vielleicht haben sie die Vorstellung, dass das Haareausreißen eine „dumme Angewohnheit" ist, mit der man doch einfach aufhören kann, wenn man nur will. Der betroffene Angehörige hat sich vermutlich einfach noch nicht genug angestrengt. In der Regel ist eher das Gegenteil richtig: Die meisten Betroffenen setzen sich selbst zu stark unter Druck, sodass sie es nicht schaffen mit dem Reißen aufzuhören.

Metapher

Denken Sie an ein Auto, das im Schlamm feststeckt. Wenn Sie jetzt das Gaspedal durchdrücken, werden Sie sich nur immer tiefer in den Schlamm eingraben. Um den Wagen wieder in Fahrt zu bringen, braucht es stattdessen Feingefühl und Unterstützung durch externe Hilfsmittel (z. B. eine Planke, um wieder festen Boden unter die Räder zu bekommen).

Zusätzlicher Druck oder Vorwürfe von Angehörigen sind also nicht hilfreich. Sie erhöhen den Stress und treiben damit den Teufelskreis der Trichotillomanie weiter an (vgl. Kapitel 2). Aber wie kann eine hilfreiche Unterstützung von außen bei Trichotillomanie aussehen? Können Angehörige überhaupt helfen? Viele Angehörige fühlen sich schrecklich hilflos. Dabei wünschen sie sich doch nichts sehnlicher, als dass der geliebte Mensch möglichst schnell wieder mit dem Haareausreißen aufhört. Deshalb reagieren Angehörige häufig selbst sehr emotional und ungeduldig. Wie in dem zuvor genannten Beispiel des im Schlamm steckenden Autos ist es jedoch hilfreich, die Ruhe zu bewahren und mit einem kühlen Kopf und Geduld zur Lösung des Problems beizutragen.

Sie können Ihrem Angehörigen am besten helfen, indem Sie zunächst einmal versuchen, Verständnis für seine Situation zu entwickeln. Versuchen Sie zu begreifen, wie eine Trichotillomanie entsteht und was es Ihrem Angehörigen so schwer macht, den Teufelskreis der Erkrankung zu durchbrechen. Das Lesen dieses Ratgebers soll Ihnen dabei helfen. Verständnis zu entwickeln bedeutet allerdings nicht, dass Sie übertriebene Rücksicht nehmen sollen. Einem Betroffenen ist weder damit geholfen, dass Sie ihm die Daumenschrauben anlegen, noch dass Sie ihn mit Samthandschuhen anfassen. Behandeln Sie Ihren Angehörigen am besten grundsätzlich genauso wie vor der Erkrankung. Denken Sie daran, dass Ihr Angehöriger kein anderer Mensch ist, „nur" weil er begonnen hat, sich die Haare auszureißen. Das Haareausreißen zeigt ein Problem, das einer Lösung bedarf – nicht mehr, aber auch nicht weniger. Bleiben Sie also ruhig und behalten Sie einen klaren Kopf. So sind Sie Ihrem Angehörigen die beste Unterstützung.

Versuchen Sie Ihrem Angehörigen dabei zu helfen, wieder „festen Boden unter die Räder zu bekommen". Bieten Sie Ihre Hilfe an. Fragen Sie Ihren Angehörigen, ob und wie Sie ihn am besten unterstützen können. Denken Sie daran, dass nicht alles, was Sie für hilfreich halten, tatsächlich hilfreich ist. Deshalb ist es wichtig, dass Sie den Betroffenen selbst entscheiden lassen, welche Unterstützung er als hilfreich empfindet und annehmen möchte. Sie sollten stets die Privatsphäre des anderen respektieren. Und wenn der Betroffene Ihre Hilfe ablehnt, so gilt es das ebenfalls zu akzeptieren – so schwer es Ihnen auch fallen mag. Sie können Ihre Hilfe ab und an erneut anbieten, aber lernen Sie auch damit zu leben, dass Ihre Unterstützung im Moment für den Betroffenen vielleicht nicht das Richtige ist. Machen Sie seine Trichotillomanie nicht zu Ihrem eigenen Problem, d. h. setzen Sie Grenzen und achten Sie auch weiterhin auf Ihr eigenes Wohlergehen.

Über die Infostelle Trichotillomanie (Kontaktadresse im Anhang) können Sie außerdem Kontakt zu anderen Angehörigen und Betroffenen aufbauen und sich Rat und Unterstützung für den Umgang mit Ihrem betroffenen Angehörigen holen.

3.6 Was kann eine Behandlung bringen?

In bisherigen wissenschaftlichen Untersuchungen haben kognitiv-verhaltenstherapeutische Maßnahmen den größten Erfolg bei der Behandlung einer Trichotillomanie gezeigt. Eine Therapie kann Sie dabei unterstützen, das Reißen der Haare deutlich zu reduzieren oder auch ganz aufzugeben. Zusätzliche Therapieziele, wie ein verbesserter Umgang mit Stress oder der Abbau von Belastungsfaktoren sind gerade im Hinblick auf einen dauerhaften Therapieerfolg sinnvoll. Ebenso kann es für Betroffene eine Entlastung darstellen, wenn sie erkennen, dass es sich bei dem Haareausreißen um eine ungünstige Strategie zur Bewältigung unangenehmer Gefühle, wie Anspannung oder Langeweile, handelt. Es hängt ganz vom Einzelfall ab, welche Veränderungsziele in einer Therapie im Vordergrund stehen.

Es ist unrealistisch zu erwarten, dass eine Therapie alle Probleme lösen wird und dass es ausreicht, einmal wöchentlich eine Therapeutin aufzusuchen, um mit dem Reißen aufzuhören. Sie können jedoch Unterstützung bei Veränderungen erwarten, die es Ihnen langfristig möglich machen, auf das Reißen zu verzichten. Dazu können Sie z. B. ein Entspannungsverfahren erlernen, Ihren Umgang mit Problemen verändern oder Ihre sozialen Kompetenzen verbessern. Eine gewisse Rückfallneigung wird auch nach der Therapie noch länger bestehen bleiben, die Sie auch weiterhin gut im Blick behalten sollten.

3.7 Muss ich vielleicht etwas in meinem Leben ändern?

Wenn Sie sich mit Ihrem Drang Haare auszureißen auseinander setzen, werden Sie häufig feststellen, dass Überforderung und Stress dazu führen, dass der Drang zunimmt. Deshalb ist es hilfreich, Veränderungen in Ihrem Leben und Alltag vorzunehmen, die Ihnen helfen, Dauerbelastungen zu reduzieren. Lernen Sie Ihre Stresssignale kennen und ignorieren Sie diese nicht. Ziel ist es, den Alltag so zu organisieren, dass ein ausgewogenes Verhältnis zwischen Anforderungen und Erholung entsteht. Vielleicht müssen Sie lernen, nicht alles sofort erledigen zu wollen, oder auch mal „Nein" zu sagen, wenn andere zu viele Anforderungen an Sie stellen. Langfristig ist es sinnvoller, einen Konflikt zu riskieren und auszuhalten, als sich selbst zu sehr unter Druck zu setzen und zu überfordern. Eine Therapie soll dabei nicht einen völlig neuen Menschen aus Ihnen machen oder Ihre Persönlichkeit verändern. Sie sollen vielmehr Ihre Ziele, Einstellungen und Gewohnheiten überprüfen und wenn es nötig ist, diese so verändern, dass Sie Ihr Leben wieder genießen und positiv gestalten können.

4 Ein Fallbeispiel

Die 26-jährige Sozialarbeiterin, Lisa P., stellt sich auf Anraten einer Freundin in einer Psychotherapeutischen Praxis vor. Sie berichtet, dass sie sich seit über einem Jahr täglich Kopfhaare und manchmal auch Wimpern ausreiße. Dadurch sind kahle Stellen entstanden, die sie durch geschicktes Frisieren mit viel Haarspray und dem Einsatz von Haarbändern versucht zu verstecken. Wenn sie sehr viele Wimpern gerissen hat, dann klebt sie sich falsche an, damit der Verlust nicht auffällt.

Lisa schildert verzweifelt, dass sie sich nicht mehr „unter Kontrolle" habe und dem starken Druck, Haare auszureißen kaum mehr standhalten könne. Anfangs habe sie es geschafft, an einigen Tagen überhaupt nicht zu reißen und wieder aufzuhören, wenn sie 1 bis 2 Haare ausgerissen hatte. Mittlerweile reiße sie aber fast täglich bis zu 50 Haare aus. Sie schäme sich deswegen sehr und benötige immer mehr Zeit, die kahlen Stellen zu kaschieren. Außerdem denke sie ständig darüber nach, was andere von ihr denken könnten, und habe Angst auf die fehlenden Haare angesprochen zu werden. Deshalb habe sie sich auch von Freunden zurückgezogen und verbringe ihre Freizeit zunehmend alleine vor dem Fernseher, wo sie sich immer wieder dabei ertappe, wie sie ganz automatisch damit beginne Haare auszureißen. Auf Nachfrage beschreibt Lisa, dass sie nach dem Ausreißen das Haar nicht sofort wegwerfe, sondern es über ihre Lippen ziehe und später die Haarwurzel abbeiße. Lisa hat sich bislang nur ihrer besten Freundin anvertraut, weil ihr das eigene Verhalten so „verrückt" und „krank" vorkomme. Sie schäme sich dafür, dass sie es nicht schaffe, damit aufzuhören, obwohl ihr Kopf schon „ganz schlimm" aussehe. Weil sie mittlerweile ständig daran denken müsse, könne sich nicht mehr gut auf ihre Arbeit konzentrieren, mache häufiger Fehler und sei schneller den Tränen nahe.

Lisa beginnt eine ambulante Verhaltenstherapie. Zu Beginn verschafft sich die Therapeutin gemeinsam mit Lisa einen Überblick über die kahlen Stellen. Ein Hautarzt überprüft außerdem, ob eine dermatologische Grunderkrankung vorliegt. Lisa beginnt, Selbstbeobachtungsprotokolle zu führen und dokumentiert genau, wie viele Haare sie jeden Tag ausreißt, wo sie sich dabei aufhält, welche Gedanken ihr dabei durch den Kopf gehen und wie sie sich vor, während und nach dem Reißen fühlt. Anhand der Protokolle kann sie erkennen, dass vor dem Reißen ein Gefühl der Anspannung auftritt. Aber auch Langeweile und Einsamkeitsgefühle führen dazu, dass Lisa sich Haare ausreißt. Diese unangenehmen Gefühle lassen während des Reißens langsam nach. Besonders gefährdet ist sie, wenn sie allein und unbeobachtet ist.

Gemeinsam mit ihrer Therapeutin erarbeitet Lisa ein persönliches Erklärungsmodell, in dem die Faktoren berücksichtigt werden, die es ihr so schwer machen, mit dem Reißen aufzuhören. Das Modell ist die Grundlage für die Auswahl der therapeutischen Strategien, die Lisa helfen sollen, auf das Reißen zu verzichten. Ein Aufmerksamkeitstraining soll verhindern, dass Lisa automatisch und ohne, dass sie es bewusst wahrnimmt, mit dem Reißen beginnt. Sie lernt ihre Risikosituationen kennen und benutzt Hilfsmittel, wie einen Knetball, um ihre Hände beim Fernsehen beschäftigt zu halten. Sie setzt die Habit Reversal-Technik ein, um die Anspannung, die den Drang zu reißen auslöst, abzubauen. Mit diesen Techniken gelingt es Lisa, nach langer Zeit endlich wieder fast komplett auf das Reißen zu verzichten.

Der Erfolg ist aber noch nicht stabil. Besonders in Stresssituationen und Belastungsphasen kommt es noch zu Rückfällen. Diese Rückfälle nutzen Lisa und ihre Therapeutin dazu herauszufinden, welche Auslöser es für den Rückfall gegeben hat. Außerdem kann Lisa erkennen, unter welchen Bedingungen sie besonders rückfallgefährdet ist. Ein Stressmanagementtraining unterstützt Lisa dabei eine Balance zwischen beruflichen Anforderungen und eigenen Bedürfnissen zu erreichen. Um im Alltag zur Ruhe zu kommen, erlernt Lisa ein Entspannungsverfahren und wie sie stresserzeugende Gedanken durch stressreduzierende Gedanken ersetzen kann. Diese Maßnahmen dienen auch der Rückfallvorbeugung. Nachdem Lisa zuerst wöchentliche Sitzungen bei ihrer Therapeutin in Anspruch genommen hat, werden die Abstände zwischen den Sitzungen im letzten Teil der Therapie größer. Nach einem guten Jahr ist insgesamt eine deutliche Verbesserung der Symptomatik zu beobachten. Lisa verspürt nur noch „gelegentlich" einen „schwachen" Drang zum Haareausreißen, dem sie eigentlich immer widerstehen kann. Die Therapie wird sie noch längere Zeit in größeren Abständen begleiten, um die Fortschritte zu festigen.

Anhang

Zitierte Literatur

Hansen, D. J., Tishelman, A. C., Hawkins, R. P. & Doepke, K. J. (1990). Habits with potential as disorders: Prevalence, severity, and other characteristics among college students. *Behavior Modification, 14* (1), 66–80. http://doi.org/10.1177/01 454455900141005

Marcks, B. A., Woods, D. W. & Ridosko, J. L. (2005). The effects of trichotillomania disclosure on peer perceptions and social acceptability. *Body Image, 2* (3), 299–306. http://doi.org/10.1016/j.bodyim.2005.05.003

Schmies, J. (2011). *Der Einfluss von negativer Stimmung und Experiential Avoidance auf den Drang, eine körperbezogene Angewohnheit auszuführen.* Unveröffentlichte Diplomarbeit, Westfälische Wilhelms-Universität Münster, Münster, Nordrhein-Westfalen, Deutschland.

Stein, D. J., Christenson, G. A. & Hollander, E. (1999). *Trichotillomania.* Washington DC: American Psychiatric Press.

Literaturempfehlungen

Baer, L. (2007). Probleme in den Griff bekommen, die mit der Zwangsstörung verwandt sind: Trichotillomanie. In *Alles unter Kontrolle* (3. Auflage, S. 198–211). Bern: Hans Huber.

Bohne, A. (2009). *Trichotillomanie (Fortschritte der Psychotherapie).* Göttingen: Hogrefe.

Golomb, R. G. & Vavrichek, S. M. (2000). *The hair pulling „habit" and you: How to solve the trichotillomania puzzle.* Silver Spring: Writers' Cooperative of Greater Washington.

Huebner, D. (2009). *What to do when bad habits take hold: A kid's guide to overcoming nail biting and more.* Washington, DC: Magination Press.

Kaluza, G. (2015). *Gelassen und sicher im Stress. Das Stresskompetenz-Buch: Stress erkennen, verstehen, bewältigen* (6. Aufl.). Berlin, Heidelberg: Springer. http://doi.org/10.1007/978-3-662-45807-5

Keuthen, N. J., Stein, D. J. & Christenson, G. A. (2001). *Help for hairpullers.* Oakland: New Harbinger Publications.

Peters, A. (Hrsg.). (2008). *Trichotillomanie: Fragen und Antworten zum zwanghaften Haareausreißen.* Lengerich: Pabst Science Publishers.

Kontaktadressen

Bundespsychotherapeutenkammer

Klosterstraße 64
10179 Berlin
Telefon: 030-278785-0
E-Mail: info@bptk.de
Webseite: www.bptk.de

Infostelle Trichotillomanie

Leitung: Frau Antonia Peters
Papenstraße 63 B
22089 Hamburg
Telefon: 040-2006139
Webseite: www.trich.de/infostelle-ttm

Trichotillomania Learning Center [Kontakt in englischer Sprache]

207 McPherson Street, Suite H
Santa Cruz, CA 95060-5863
USA
Telefon: 001-831-457-1004
Fax: 001-831-427-5541
E-Mail: info@trich.org
Webseite: www.trich.org

Informative Webseiten

www.trich.de

www.trichotillomanie.de

www.trich.org [Informationen in englischer Sprache]

Informations- und Dokumentationsfilm

„Straight from the heart – A message about living with trichotillomania", Filmbeitrag des Trichotillomania Learning Center, USA, über eine Selbsthilfegruppe für Kinder und Jugendliche mit Trichotillomanie. Englische Originalfassung im Internet verfügbar, über die Webseite: http://www.youtube.com/watch?v=4M7_a-Q3ryU. Der Film ist außerdem mit deutschen Untertiteln bei der Infostelle Trichotillomanie erhältlich.

Arbeitsblätter

A. Reißen Sie sich wiederholt eigene Haare aus, sodass ein Haarverlust sichtbar ist (kahle Stellen oder dünnes Haar)?

☐ Ja   ☐ Nein

B. Haben Sie mehrfach *versucht* (möglicherweise erfolglos), mit dem Reißen aufzuhören oder es deutlich zu reduzieren?

☐ Ja   ☐ Nein

C. Leiden Sie sehr unter den Folgen des wiederholten Haareausreißens oder fühlen Sie sich dadurch deutlich in Ihrem Leben beeinträchtigt?

☐ Ja   ☐ Nein

D. Reißen Sie sich die Haare aus, weil Ihre Haut aufgrund einer körperlichen Erkrankung (z. B. Neurodermitis oder Diabetes) juckt oder entzündet ist?

☐ Ja   ☐ Nein

E. Reißen Sie sich die Haare aus, um Ihr Aussehen zu verbessern?

☐ Ja   ☐ Nein

Wenn Sie die ersten drei Fragen (A bis C) mit „Ja" und die letzten beiden Fragen (D und E) mit „Nein" beantwortet haben, dann besteht der *Verdacht*, dass Sie an einer Trichotillomanie erkrankt sind. Bitte suchen Sie zur weiteren Abklärung einen Facharzt oder einen Psychotherapeuten auf.

Arbeitsblatt:
Protokollbogen zum Haareausreißen

2

Wochentag/Datum	
Beginn der Episode (Uhrzeit)	
Ende der Episode (Uhrzeit)	
Ort	
Tätigkeit	
Stärke des Drangs (0–10)*	
Bewusstseinsgrad (0–10)*	
Gefühle	
Gedanken	
Körperliche Empfindungen	
Wille zu widerstehen (0–10)*	
Eingesetzte Strategie(n)	
Wie hilfreich war(en) die Strategie(n)? (0–10)*	
Zahl ausgerissener Haare	
Betroffene Körperstelle(n)	
Kommentare/besondere Beobachtungen	

Anmerkung: * 0 = minimal und 10 = maximal

Buchtipps

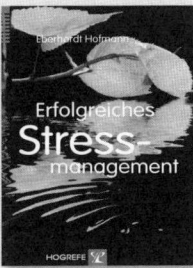

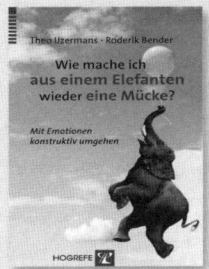

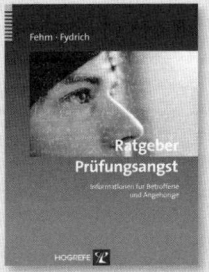

Eberhardt Hofmann

Erfolgreiches Stress- management

2013, 252 Seiten,
Kleinformat,
€ 22,95 / CHF 32,90
ISBN 978-3-8017-2490-0
Auch als E-Book erhältlich

Der Band vermittelt praktische Methoden zum erfolgreichen Stressma- nagement. Er stellt wissen- schaftlich untermauerte Techniken zur kurzfristigen Kontrolle des Stress- geschehens sowie zur langfristigen Bewältigung von Stress vor.

Theo Ijzermans
Roderik Bender

Wie mache ich aus einem Elefanten wieder eine Mücke?

Mit Emotionen konstruktiv umgehen

2013, 155 Seiten,
Kleinformat,
€ 16,95 / CHF 24,50
ISBN 978-3-8017-2476-4
Auch als E-Book erhältlich

Die Autoren zeigen in ihrem Ratgeber anhand zahlreicher Beispiele aus der Arbeitswelt, dass man negativen Gefühlen und Gedanken nicht hilflos ausgeliefert ist, sondern selbst dazu beitragen kann, dass aus einem Elefanten wieder eine Mücke wird.

Lydia Fehm
Thomas Fydrich

Ratgeber Prüfungs- angst

Informationen für Be- troffene und Angehörige

(Ratgeber zur Reihe: „Fortschritte der Psycho- therapie", Band 26)
2013, 106 Seiten,
Kleinformat,
€ 12,95 / CHF 18,90
ISBN 978-3-8017-2048-3
Auch als E-Book erhältlich

Der Ratgeber beschreibt, wie Prüfungsängste ent- stehen und informiert über Strategien und Techniken zur Bewältigung von Prü- fungsängsten.

www.hogrefe.de

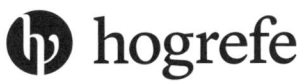

Buchtipps

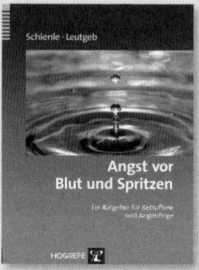

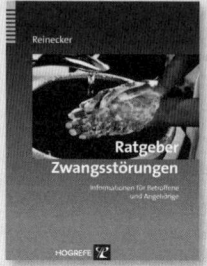

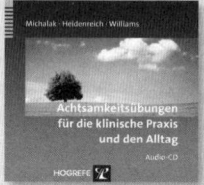

Anna Schienle
Verena Leutgeb

Angst vor Blut und Spritzen

Ein Ratgeber für Betroffene und Angehörige

(Ratgeber zur Reihe: „Fortschritte der Psycho-therapie", Band 29). 2014, 59 Seiten, Kleinformat, € 8,95 / CHF 13,50 ISBN 978-3-8017-2596-9 Auch als E-Book erhältlich

Der Ratgeber informiert über die Möglichkeiten der Selbsthilfe bei einer Blut-Spritzen-Verletzungsphobie.

Hans Reinecker

Ratgeber Zwangs-störungen

Informationen für Betroffene und Angehörige

(Ratgeber zur Reihe: „Fortschritte der Psycho-therapie", Band 12). 2006, 67 Seiten, Kleinformat, € 8,95 / CHF 13,50 ISBN 978-3-8017-1933-3 Auch als E-Book erhältlich

Der Ratgeber informiert fachlich und mit Hilfe zahl-reicher Fallbeispiele über die verschiedenen Formen von Zwangsstörungen und deren Behandlungs-möglichkeiten.

Johannes Michalak
Thomas Heidenreich
J. Mark G. Williams

Achtsamkeits-übungen für die klinische Praxis und den Alltag

Audio-CD

(Ratgeber zur Reihe: „Fortschritte der Psycho-therapie", Band 23) 2012, MP3-Dateien, € 14,95 / CHF 21,90 ISBN 978-3-8017-2444-3 Auch als E-Book erhältlich

Die Audio-CD enthält drei zentrale Achtsamkeits-übungen, die therapiebe-gleitend eingesetzt werden können und sich zudem für das Üben zu Hause eignen.

www.hogrefe.de

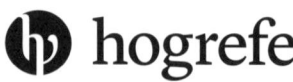